新幹線に乗れない

農薬被曝列島

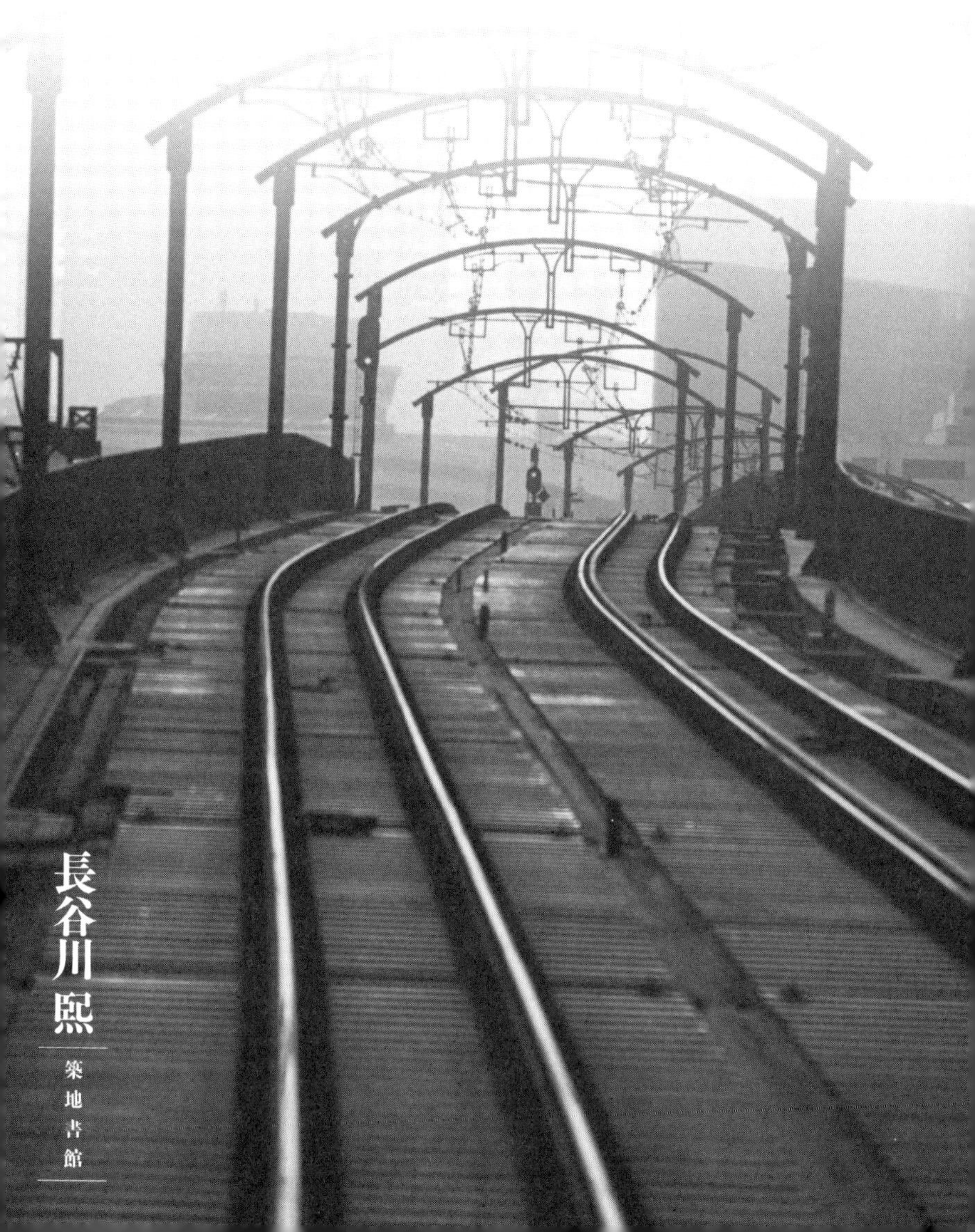

長谷川熙

築地書館

3部 無農薬への挑戦

はじめに

以前、東北、北陸などを夏季に鉄道で通ると、遠くでも近くでも、白い粉が煙のように舞い、たなびいている光景が窓外に続いた。農薬の粉剤が散布されているのだ。近年は、液剤、粒剤などが主となり、粉剤はほとんど姿を消しているが、二〇年くらい前までは、何十分、いや何時間鉄道に乗ろうと、コメ産地なら、ほとんど間断なく、この種の粉煙を、その季節には目にさせられた。無論、東北、北陸に限ったことではなかったが、新潟、山形、秋田県を通り抜けた時々の窓外が、いまだに鮮烈に目に焼き付いている。

白い粉は人家も覆っていた。夏季なので家は閉め切られていないだろう。乳飲み児も白い粉を吸っているのか。いや、乳飲み児でなかろうと、子供も大人も、この白い煙霧の中で息をしていればどうなるのか。人体への影響は……。胸が痛み、気がふさいだ。自分自身が、そういう情景に、まず感覚的に耐えられないのだ。農薬こそが農作物の生産を維持し得る最も手っ取り早く、かつ合理的な手段、といった考えが常識論として、今なお自動回転しているが、実は最も安易で非合理的な対処ではないのか。とりわけ、日本のように人家が混んでいる土地では。これが、年来の私の基本的な疑問だった。

　確か、二〇〇五年の初頭だったと思う。NPO法人の「民間稲作研究所」を主宰している栃木県の稲葉光國さんから電話があった。前年末に開かれた第五回有機農業学会大会で、群馬県前橋市の青山美子（よしこ）内科小児科医師から有機燐（ゆうきりん）農薬による慢性中毒の実態について発表があったことを知らされ、この青山院長を一緒に直接訪ねてみないか、と誘われた。稲葉さんも青山医師の発表を会場で聞いて、その重大性に衝撃を受けたのだ。その時は、都合が悪くて稲葉さんには同行できなかったが、この電話が端緒となり、ほかのテーマの合間を縫ってではあるが、〇五年に雑誌「アエラ」に五度にわたり有機燐問題について書き、なお取材、執筆を続ける結果となっている。

　有機燐農薬の有害性については、かなり以前から読み聞きしないではなかったが、農薬問題全体のなかにいわば埋没し、気になりつつも、それとして取り上げ、立ち向かうところまで行っていなかった。しかし、日を置いて青山内科小児科医院に足を運び、また各地の医師、患者などにも会い、さまざまな資料を見始めるに及んで、有機燐のことをなぜこれまで取材もせずに放置してきたのか、と悔やまれた。各種の農薬、化学物質、重金属のなかでも類例のない深刻さをもつ化合物ではないのかと、認識させられつつある。こうして私の足は自ずと、京都府内にある国立国会図書館関西館へと向かった。元農業団体職員若松大朔（だいさく）さんから、有機燐を勉強するなら『PBリポート』に着目すべきだとの勧めがあり、調べたところ、国立国会図書館関西館にその『PBリポート』はあった。『PBリポート』のPBとは米商務省出版委員会（Publication Board）の略である。第二次世界大戦が終わるまで、ドイツは工業技術の最先進国で米国をも凌駕していた。ドイツの敗戦とともに、米国はドイツの有力工業技術を一斉に没収し、これを『PBリポート』という大資料集にして世界に公開した。有機燐農薬はドイツの化学メーカーが開発したもので、従ってこの関係の各種資料も『PBリポート』に入れられた。しかし、『PBリポート』にある有機燐分野の資料は複雑かつ膨大で、解読作業は容易でないことが分かった。化学の専門家でも手こずるのではないか。とりあえず、ドイツの有機燐農薬開発指揮者に対する当時の連合国側の聴問記録のコピーを入手した。

日本は、有機燐系も含めて、単位面積当たりで世界最大の農薬投入国だ（本文参照）。

環境・人体汚染度も際立っていると推定できる。一八六八年の明治維新前後からの西洋近代文明の受容の延長線上にこの事態はある。農薬、あるいは有機燐問題一つを取っても、探求の矛先は、幕末・維新後のこの「文明開化」期にまで行きつかざるをえない。日本の「文明開化」とは何だったのか。その性格は。間違いがあったとすれば、どこにか。

医療機関での放射線診断による被曝が原因の発癌は日本が世界一五カ国で最高との英オックスフォード大学の研究結果が英医学誌に掲載された、との報道が二〇〇四年二月一〇日にあった。かねてから問題視されていたレントゲン検査のやり過ぎのことだ。農薬の多用、乱用も、レントゲン検査も、明治維新における日本の近代化の性格を問わずして、語り得ないのではないのか。西洋と日本の技術文明の巨大な格差を急速に埋めることに国家の全力が、あの時投じられた。形だけでも西洋より凄いものをつくれば、西洋を追い越した、と自画自賛された。第二次大戦期の戦艦「大和」もそうだろう。ここ数十年の農薬の投入も、日本の「文明開化」の証と感じられ、その多用、乱用は、「文明開化」の徹底、西洋以上の「文明開化」とすらみなされた。

西洋技術文明を形だけでも急速に移植せざるをえなかった明治維新の悲劇、深刻な後遺症ではないのかと思う。近代技術文明を西洋以外で初めて自立させた日本、それを可能にさせた明治維新は世界史学でも特筆され、研究されてやまないテーマのようだが、歴史とは決して単純なものではないことを、農薬という一つの手がかりを通して見ても覚らされる。

しかし、実は、日本が全面導入した西洋技術文明そのものも、大きな弱点、危険性をはらんでいた。たとえば、有機燐農薬は、神経の働きを支えるもろもろの酵素の活性を妨げて、作物に有害な昆虫を殺す。そんな殺虫剤を開発し、農業の困難の克服に貢献したドイツの化学メーカーの技術陣は、その観点からすれば、いくら称賛されてもされ過ぎることはないだろう。しかし、有害な要素は抹殺、駆除するという対応はまた別の厳しい困難を生み出すことも、以前から知られている。殺虫剤農薬で見れば、天敵を殺したり、その農薬に耐える性質に対象の虫を変えたりして、絶妙な自然界の釣り合いそのものを破壊してしまう可能性がある。しかし、それは、ドイツならドイツの化学技術者、化学メーカーの責任ではない。西洋の近代文明の型、性格に関わる根本問題である。このことは、西洋諸国内でも強く意識され始め、自己の文明を超えようとする各種の思想、実践、運動が、遅くとも二〇世紀以降には続出しているが、西洋は自己の文明の変革に成功するだろうか。

日本と西洋がそれぞれに抱える強さと弱さに、こんな具合に思いをめぐらすことが私の一つの習い性となってしまっている時に、たまたま、自然科学がはらむ問題を対象にした出版の多い築地書館の土井二郎社長から、二〇〇四〜〇五年の間に「アエラ」の誌上に載った記事のうち、ある共通点をもつ一三本をまとめ、本として出版したい、との要請があり、快諾した。朝日新聞社出版本部も了解してくれた。ある共通点とは、私流に解釈すれば、取り上げていることは日々の異なる現象であっても、まさに日本と西洋の、前述のような強さと弱さへの視点がいずれの記事からもそれぞれうかがわれるということではないか、と思う。言い換えれば、主として農薬類を通して見た日本あるいは日本人の苦しみ、そして、ほのかに見えなくもない希望である。

1部は、有機燐を素材に主としてその被害の苦しみを、3部でほのかな希望を取り上げた。一本の書き下ろしではないので、いずれかの章をそれぞれ拾い読みしていただいてけっこうである。そのためにも一三本の記事は、いずれも原則として、「アエラ」に掲載した時の内容をそれぞれ保つようにし、重複する記述もそのままとした。登場人物の肩書きなども、その後に他界された人を含めて掲載時の通りとした。その肩書きの立場での言動が記述されているからである。しかし、誤りや正確さを欠いていたり、不必要と思われる表現、部分は直したり、削除した。ただし市町村名は取材当時のままにした。

この三、四〇年にわたり、農薬の危険性に関連した類書は数多く出版された。しかし、事の重大性にもかかわらず、これまで、それとしてはまず取り上げられていない有機燐化合物の慢性毒性に、この本は正面から切り込んだ。本文を読んでいただければ分かるように、有機燐の慢性中毒は、神経・精神にじんわりと忍び寄り、診断も難しく、因果関係もつけにくい。そのために、有害性は深刻なのに、薬害エイズ、ダイオキシン類、アスベスト（石綿）などのように、急に問題化し、大騒ぎされるという現象を呈してきていない。しかし、この本を繰れば、なぜ、有機燐問題を「アエラ」に書き、この本でも冒頭にもってきたか分かっていただけると思う。

そして、最後にもう一度、前記のことを繰り返す。この本のどの章でも、日本の近代技術文明の性格を、それぞれのテーマに即して知ってもらおうと努めた。少しでも多くの章を読んでもらえたら有難い。

1部

身近にある有機燐農薬被曝

第Ⅰ章　無人ヘリによる有機燐農薬散布と、近隣住民のうつ、神経・精神障害

私たちは、そうと知らずに有機燐化合物に汚染された空気を吸っている。有機燐化合物には、神経・精神の活動を支える各種の酵素の働きを阻害する毒性がある。有機燐系の殺虫剤、殺菌剤、除草剤を大量に浴びた場合の急性中毒は、農薬事故の一つとしてよく知られ、散布に際しての注意は行政からもわりかた徹底されている。しかし極微量でも継続して有機燐化合物を吸収した場合の慢性中毒は、これまでほとんど無視されてきた。記憶障害、錯乱、鬱などを含む神経・精神障害を引き起こすのだが、「はじめに」で書いたように、有機燐中毒かどうか診断が難しく、それに有機燐は体内での分解も速くて、検出しにくく、因果関係も突き止めにくいからだ。また、有機燐を解毒する酵素の関係の遺伝子の違いで、人

によって発症の有無も分かれ、発症しても、その強弱に大きな差がある。そんな中で有機燐は、農薬としてばかりか、同じく害虫駆除の薬剤として、家屋、ビルなどでも使われ、一方で、難燃剤、可塑剤として電気・電子製品、その他にも用いられている。これらの液体、または固体の有機燐は気化するので、私たちはほとんど常に何らかの有機燐化合物にさらされ、体内に吸い込んでいる。

近年、医師などの間で重大視されているのが、「ラジコンヘリ」とも呼ばれる無人ヘリコプターによる農薬散布の拡大だ。第Ⅰ章では、この問題を中心に、有機燐問題の概観を試みた。

ＪＲ上越線の新前橋駅からそう遠くない所に青山内科小児科医院がある。木造りの、趣向を凝らした玄関口は、段差がなくバリアフリーだった。周辺は、田畑と住宅などが混在している。

医院内の一隅にベッドがずらりと並んでいた。町の開業医では、そう見掛けない光景だ。青山美子院長が、

「ここで患者に点滴をします」

と、語った。

もう一〇年も前の一九九五年の夏だった。その辺りは、イネ科の多年草の鴨茅（かもがや）の花粉が飛ぶ。青山医院にも花粉症の患者が多くなる。しかし、その年は様子が違った。鼻、喉をやられる通常の花粉症状とは別に、頭痛、吐き気、めまい、抑鬱などを訴える人が目立った。症状も重い。

無人ヘリの登場

「今年の花粉症は頭痛がするんだよね、鬱にもなるんだよね、と偉そうに患者に言ったりしていた」

青山院長は、そう振り返る。

あの時、そうした患者が一日に数十人も現れた。花粉症は雨が降ると治まるものだが、新症状は、雨の日とか、その翌日とかのほうが多発し、症状もひどかった。

はた、と青山院長の頭をよぎる。

「農薬——」

ずっと以前、青山院長は横浜国立大学の研究者と、農薬による大気汚染の共同研究をしたことがある。あの経験も診察眼を培っていた。

一方、有人ヘリコプターの代わりに小さな無人ヘリを地上で遠隔操縦し、有人ヘリよりずっと低いところできめ細かく田畑に撒く農薬空中散布の新方法が、官民の協力で一九八〇年代末に開発されていた。そんなやり方は、世界でも日本が初めてだった。

人体、環境への影響を考えて、群馬県では二〇〇〇年から有人ヘリでの農薬空中散布はやめられていたが、その代替として一九九四年から無人ヘリでの散布が始まっていた。初年の散布面積は一六二ヘクタール程度だったが、翌九五年には二倍に、九六年には一〇倍に急拡大する。

次第にはっきりしていったが、あの年の突然の患者多発は、時期も場所も新投入された無人ヘリのそれと一致した。以後毎年、その季節になると、青山医院では一九九五年と同じ異常な状況が見られるようになる。

無人ヘリは「ラジコンヘリ」と一般に呼ばれる。用途は多目的だが、そもそもの開発動機は稲作での農薬散布だった。高度、速度が比較的高くて速い有人ヘリでの農薬散布は手っ取り早いが、無関係の所まで薬剤を飛散させてしまい、近年は水田と住宅の混在地などを避ける行政措置も取られてきている。ラジコンヘリなら周りへの飛散もかなり抑えられ、混在地でも使えると考えられた。

しかし、ラジコンヘリによる農薬散布には、農薬投入にもともと潜む危険性を濃縮したような大きな落とし穴があった。そして、使われる農薬もほとんどは、地上、有人へり散布の場合と同じく、あのサリンと同系の有機燐剤だった。有機燐殺虫剤は日本で最も多く撒かれている農薬だが、有機燐の殺菌剤も除草剤もある。

「忍び寄る」症状

ここで話を青山医院に戻す。

ある薬剤の点滴など慢性有機燐中毒の治療を青山医院で受け、多くの患者は回復したり、症状が軽くなったりしているが、後遺症が残る人も少なくない。有機燐などに侵された疑いから青山医院に通う患者は現在、五〇〇人を上回る。

慢性有機燐中毒と診断された人たちにほぼ共通する症状のなかに記憶障害、鬱がある。青山院長は、

「（これらの症状は）忍び寄るようにやってくる」

と表現する。亜急性、慢性、遅発性のいずれとも言える。

患者の了解を得て青山院長が公表している事例のうちから、小中高校生の三人を見てみる。三人とも、その状況からラジコンヘリによる被害とみなされるが、患者には、後述のように都市部で有機燐などに曝露した人も少なくない。

・小学生男子A　近くの水田で空散を浴びていた。記憶障害が起こり、自分が誰で、

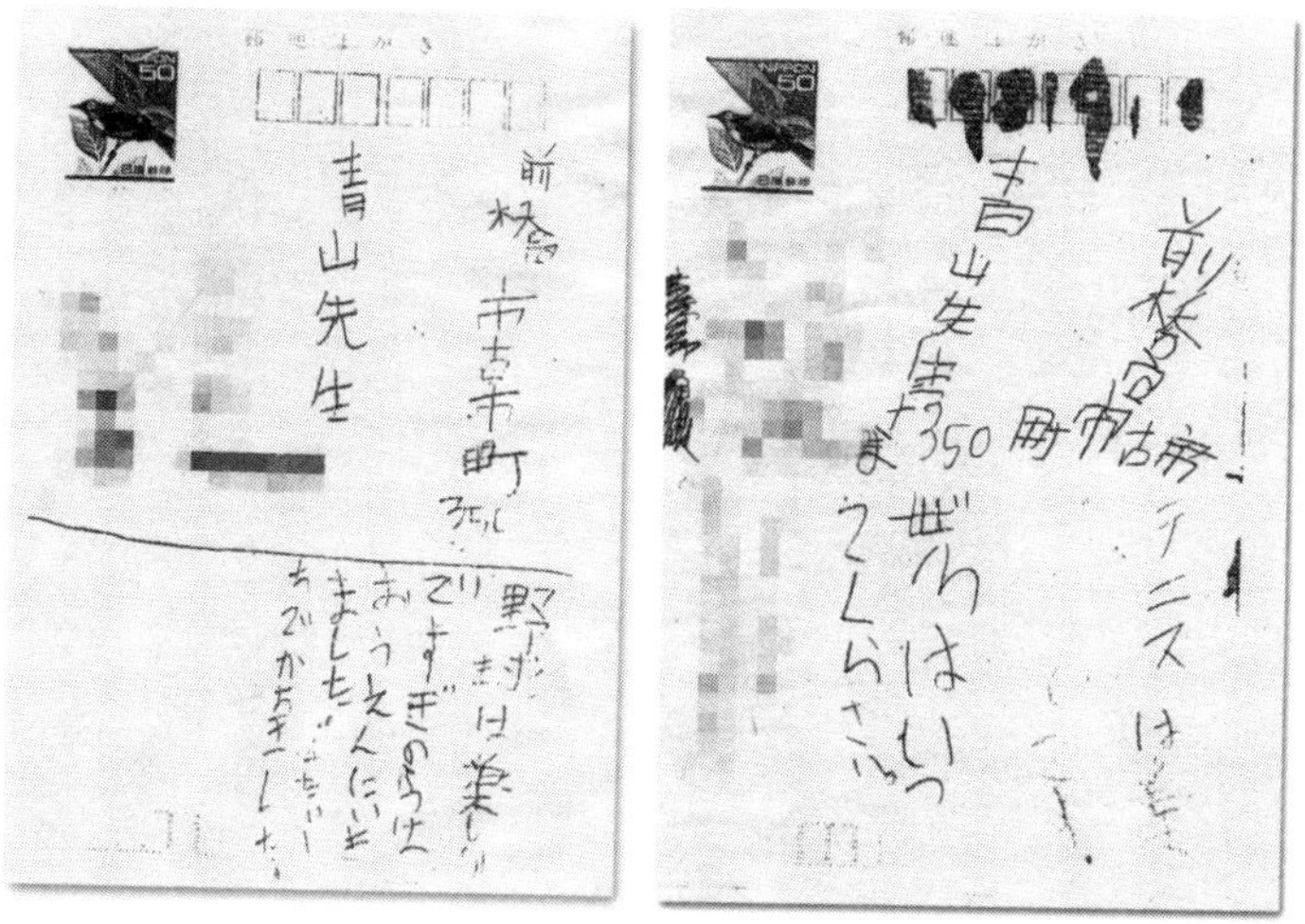

慢性有機燐中毒にかかった小学校５年生の男子から青山美子院長宛に書かれたはがきの文字。
右は治療前、左は治療を始めて２カ月後のもの

どこからいつ家に帰ったのかも思い出せない。慢性有機燐中毒の治療を受け、回復した。

・中学生女子B　空散の町に住む。不眠、めまいに苦しみ、重度の記憶障害が。空散のない他県に移り、健康が戻った。

・高校生男子C　空散地区のそばの住宅地に住み、引きこもりになる。体中にアトピー性皮膚炎、ヘルペス（ウイルスによる疱疹）が生じ、眼球運動に異常が起こり、昼夜逆転となり、不安感に襲われる。記憶障害もひどかった。同様の治療によりほぼ治った。

農林水産省の外郭団体で、農薬の空中散布を推進している社団法人農林水産航空協会に登録されている空散関係のラジコンヘリの数は二〇〇三年現在一九〇五機で、そのほとんどがヤマハ発動機の製造だ。協会の決めた一定の教習コースの合格者に協会が、ラジコンヘリ操縦資格証ともいうべき技能認定証を出している。

微粒子化ガス化して肺に入る

協会によると、二〇〇三年現在九二万八〇七〇ヘクタールの全国の農薬空散面積の半分強がラジコンヘリによる、という。しかし、その実態は一般に知られていない。日本で最も多く消費されている有機燐系殺虫剤は住友化学が生産しているスミチオン（一般名フェニトロチオン）なので、多くの有機燐農薬の代表例としてこれを取り上げ、問題点を見てみる。

住友化学の壇辻（だんつじ）寛和国際アグロ事業部登録部長、原正樹登録部主席部員によると、有効成分五〇％のスミチオン乳剤の場合、散布の際の希釈濃度は、地上散布で八〇〇〜四〇〇〇倍、有人ヘリで八〜三〇倍だが、ラジコンヘリは八倍という。ラジコンヘリには農薬を少量しか積めないので、それだけ濃度を高めて、一定面積当たりの有効成分量を地上、有人ヘリの場合と等しくしているのだ。

壇辻氏も原氏も、

「散布の濃度はそれぞれ異なっても、一定面積への有効成分の量は同じなので、人体への影響も変わらない」

という趣旨のことを述べ、農水省側も同じ答えだ。

しかし、少ししか液剤を積めないラジコンヘリの場合、その少量を一定面積に均一に行き渡らせるには、それだけ液剤を細かい粒子にして噴射しなければならないが、微粒子化しているほどその液剤は速やかに気化し、人の肺に入る。粒子の小ささによっては、そのまま肺に吸入される可能性がある。このことは、関係技術に通じた元農業関係団体職員が教えてくれたが、設定した大きさよりどれくらい小さな粒子まで派生してしまうものか、そしてその量は——など微粒子化に関する詳しいデータはヤマハ発動機、件（くだん）の協会、農水省のいずれからも得られなかった。データの有無そのものも不透明だ。

ラジコンヘリのそんな実態にも気づいていたかのように、青山院長は次のような発言を続けてきた。

「同じ汚染でも食物なら消化器を経て、解毒機能を持つ肝臓を通るが、肺からだとそのまま血管に入る。有機燐農薬を人の静脈に注射しているに等しい」

それにしても、人の肺に吸われ、神経・精神障害を引き起こすと青山院長が診断する有機燐農薬とは、いかなるものなのか。

一九二〇年代から第二次世界大戦期にかけて、化学メーカーとして世界最大、最強だった独IG（イーゲー）ファルベン（染料工業利益共同体株式会社の略）の化学技術者ゲルハルト・シュレーダーの率いるチームが、殺虫剤としての有機燐化合物の合成に挑んだ時が、その始まりだ。

神経の働きを支える酵素アセチルコリンエステラーゼの活性を阻害して生物を殺す毒性が有機燐化合物にあることをシュレーダーらは発見し、パラチオンという強力な殺虫剤の合成に成功するが、他方で、究極の有機燐毒性物質サリンなどもつくる（サリンはシュレーダーら関係化学技術者四人の名前の一部を合わせたもの。毒ガス兵器として第二次大戦中に備蓄された模様だが、結局、それとしては使われなかった）。

米より緩い日本の基準

第二次大戦後しばらくして、住友化学がこのパラチオンの毒性を弱めて新開発したのがスミチオンで、一九六一年に農薬として登録された（八一年発行の住友化学社史による）。激しい毒性は抑えられているものの、それでも効き目があってよく売れ、日本の代表的な有機燐殺虫剤となったが、住友化学によると、ひところほどの市場占有率はない。

ここで素通りできないのが「フェニトロチオンの毒性評価をめぐる日米比較に関する意見書」という一九九九年一一月付の、稀な視点の研究論文だ。東京大学先端科学技術研究センターで当時助手だった中島貴子さんが書いた。敗訴はしたが、農薬関係のある訴訟の控訴審で、原告側から東京高等裁判所に提出された。

化学物質の安全性を測る目安としては一日許容摂取量（ＡＤＩ）という根本基準を決める方法が国際的に確立している。それぞれの農薬の使用の当否、使い方も、このＡＤＩから導き出される。

スミチオンで見ると、現在日本のＡＤＩは、体重一キログラム当たり「〇・〇〇五ミリグラム」だが、米国では「〇・〇〇一三ミリグラム」で、日本は米国より三・八五倍も基準が緩い。この差がなぜ生じたか。日米の行政能力の分析を通して、それを究明したのがこの論文だ。

関係する試験、研究結果の収集範囲、それらの疑問点の追究、場合によっては論文の追試、安全性を評価する過程の記録の公開など、あらゆる点で日本の行政は米側に決定的に劣り、比較にもならないことを、この論文は証明した。

古典的な前記のアセチルコリンエステラーゼだけでなく、人の神経・精神作用に欠かせない他の諸酵素の機能を壊す性質も有機燐化合物にはあることが、海外の研究によって近年次々と分かってきた。

血球中のアセチルコリンエステラーゼの活性に「有意の低下」が見られないにもかかわらず、慢性有機燐中毒で重い神経・精神症状を示す例が非常に多いことも、これでうなずける。

同じように有機燐などにさらされても、人によって発症の有無が分かれるのは、遺伝子の違いが原因ということも解明されつつある。

米欧では、これらの新しい知見を踏まえて有機燐剤の見直しが行われているが、日本の各行政には、取材した限り、そうした問題意識はほとんど感じられない。

校庭や緑地も危険

しかし、同じ日本の行政機関でも、すべてを一様にはくくれない。

東京都健康安全研究センター環境保健部環境衛生研究科の瀬戸博科長、斎藤育江主任研究員の危機感は強い。有機燐剤に絞っても、その影響を受けているのは農村、混住地帯に限らないと強調する。二人の話の一端をまとめてみる。

「都市のビルでも高濃度の例えば有機燐が検出される。会社、役所、その他、一定面積以上の建物は、ビル管理法（通称）によって半年に一回以上、昆虫などの点検、防除を義務づけられているが、有機燐剤にしても有効成分は農薬と同じなのに、使用の規制がない。一三の揮発性有機化合物について室内濃度の指針値が二〇〇二年までに厚生労働省により作られたが、指針値に過ぎないし、フェニトロチオン（スミチオン）はこれに含まれていない」

瀬戸科長、斎藤主任研究員らが二〇〇〇年夏から〇一年冬にかけて東京都内の住宅、ビルの室内で有機燐殺虫剤類を測定したところ、あるビルでフェニトロチオンが、最大値で一立方メートル当たり一四八〇ナノグラム（一ナノグラムは一〇億分の一グラム）と高濃度で検出された。単純に比較はできないが、先の一三揮発性有機化合物のうちの二つの有機燐殺虫剤の室内濃度指針値に比べても突出している。

別の有機燐殺虫剤だが、室内の濃度の測定結果が高いので、東京都は二〇〇四年一〇月、厚労省に使用の早急な見直しを求めた。中毒発症の恐れがある、とみたからだ。

空散によるとりわけ年少者の神経・精神障害に心痛する青山院長は、教育現場の無神経、無責任についても憤っている。

「学校の先生とは、どれくらい喧嘩したか分からない」

子供のいる時間帯に校庭に有機燐剤を撒く。校舎の床に有機燐入りの艶出しワックスを塗る。気化する有機燐を学校内で子供らが吸わされるのだ。公園、野球場、サッカー場、河川敷などの緑地はどこでも有機燐剤が規制もなく撒かれているが、みんな子供が行く場所だ、と青山院長は憂える。

ラジコンヘリでの農薬散布は、有人の場合と同じく北海道、東北、北陸、つまりコメの主産地を中心に拡大している。そして、有機燐剤は、農村、都市部を問わず日本全土に撒かれている。しかし、有機燐による神経・精神障害、ないし慢性有機燐中毒の多発が群馬県の青山医院くらいからしか聞こえてこないことを、農薬工業界、農水省の関係者はいぶかるが、業界、役所は情報過疎になっている。

新築家屋の建材に使われた有機燐殺虫剤などで鬱などの神経・精神障害を患う首都圏

の女性Dさん（四〇代）や、やはりそれらが家庭内で多用されて同様の病にかかった同じく首都圏の女性Eさん（三〇代）から話を聞くと、二人とも、青山医院に辿りつくまでに数え切れないほどの医師に診てもらっていることが分かった。首都圏を歩き、一人は名古屋方面まで行っていた。有名大病院も含まれる。

しかし、どこでも病の見当がつけられず、的外れの診断をされた。心療内科とか精神科とかに回されたりもした。関係ない投薬をされた。心身の苦しみは続いた。そんな中で情報を得て、二人とも二〇〇四年から青山医院を訪ね、対有機燐の治療を受けている。徐々にではあるが、二人とも確実に快方へ向かっている。

科学的究明と原因除去

青山医院で治療の道が開けた山田幸江（さちえ）さんらにより「環境病患者会」もつくられている。こうした人々の体験を通して、明らかにある事態が窺える。有機燐剤などに侵され、神経・精神障害に苦しむ者が、正しい診断、治療もされずに、日本中に満ちているということだ。

二〇〇五年一月下旬、宇都宮市内で開かれたNPO法人「民間稲作研究所」の公開シンポジウムで、この組織の稲葉光國代表も有機燐農薬問題の重大性について話した。

資格を取ってラジコンヘリの操縦を請け負っていたことがある石川県小松市の稲作者東浩一さん（四五）もそこに参加していた。ラジコンヘリの操縦をしていた時の体の変調を東さんは会場外で具体的に語ってくれた。中でも驚かされたのは、三年目の操作の時に視野狭窄になったという事実だ。

「三年目の散布は半月くらいでした。（業務が）終わる二日前のことです。車を運転していて、これはおかしい、と思った。首を大きく振らないと横が見えないんです。視野が狭くなっていた」

そこでもスミチオンなど有機燐剤が使われていた。知らぬ間に視野は戻っていたが、体調全体の悪化もあってラジコンヘリ操縦の請け負いをやめた。

有機燐剤による遅発性神経障害の一つとして視野狭窄が生じることは、一九七〇年代以降、当時東京大学医学部眼科学講師だった石川哲氏らが繰り返し論文で発表してきた。スミチオンなど有機燐剤の散布地帯の患者の臨床データも蓄積されていた。石川氏らの一連の研究を見逃さなかったのが、前記の中島論文によると、環境保護局（EPA）をはじめとする米国側だった。

住友化学側は、

「もし健康問題があるのであれば、関係者が科学的に究明して、その真の原因を除去しないと問題解決にならず、弊社としても協力は惜しまない」

と述べるが、人の命、健康より農業の利害を重視する日本では、関係業界も関係省庁も農協も石川氏らの研究を軽視し、今に至っている。

青山院長は次の言葉を口にした。

「子供たちの精神と知能を駄目にしておいて、弱い子を産んだ嫁が悪い、あの子は根性がないと不登校、うつ、行動異常に陥った被害者の子供たちを叩く。これが日本の農村、いや日本そのものなんだ」

第Ⅱ章 畳、建材、学校
——都市に広がる有機燐汚染

有機燐化合物は、家の畳にも使われている。ダニを除去するためだ。こうして有機燐は日本人の生活空間のすみずみまで汚染している。それによっていかなる事態が生じているのだろうか。

大阪府内に住んでいたが、いまは関西のある山村に引っ越している西田祐子さん（三三）の一家四人と、東海地方のAさん（四〇代）の苦しみを明らかにする。

当方の手元のノートに綴られたこの五人の症歴は多分、医師たちのカルテに記されたそれより詳しいのではないかと思われるが、ここでは、事柄によっては記述を控えた。

一〇年前の一九九五年夏、新婚の西田さん夫婦は、大阪府内のある住宅地に一戸建てを新築した。その時点から一家の惨事が始まる。化学物質臭とでもいうべき異臭が鼻についたが、「新築の匂い」と建設業者などにいわれ、そうなのかも、と祐子さんは呑み込んでしまった。しかし、住み始めると、目に痛みを感じ、涙が出る。しょっちゅう頭痛がする。そのうち、塞ぎ込んだり、感情の起伏が激しくなっていく。風邪なのか、新生活に伴う心身の変調か、と自己診断していたが、不調は治まらない。

一九九七年に息子を、二〇〇〇年に娘を出産。子育てに余念がなく、自分の心身のことは何とかごまかし続けていたが、その間にも一時ではあるが、片目、あるいは両目とも見えなくなったことがある。車の運転中にバックミラーが視野から消えたことも。しかし、眼科医師も診断がつけられない。耳が急に「ウワーン」と鳴って聞こえなくなる。顔、全身に吹き出物が出たり、喉が焼けつく感じになった時もある。

新築の家で体に異変

高熱、嘔吐、激しい動悸、めまいも。四六時中眠く、不安感に襲われ、「怖い怖い」と夫にしがみついた。

祐子さんによると、勤め人の夫も新居に移ってからしばしば微熱、高熱、頭痛、胃痛に見舞われ、二カ月くらい発熱が続いたことも。夫の穏やかな人柄に祐子さんは惹かれたのだが、夫婦喧嘩が絶えなくなり、夫が暴れたことも。なぜそんなことをしたのか夫も「分からない」と、祐子さんに洩らす。

息子は夜泣きがひどく、育つにつれ斜視が現れたが、医師も原因がつかめない。やがて、ほとんど横を向かないと、正面のテレビが見えなくなってしまった。しかも、目をテレビのすぐ近くまで持っていく。朝か夕かも認識できていない時があった。

加えて、喘息、中耳炎が繰り返され、激しい鼻血があり、水疱瘡、皮膚病の「飛び火」がなかなか治らない。不思議な匂いが口から出始める。

娘は両頰が赤く腫れ、網目のようにひび割れし、その裂け目から黄色いものが流れ出す。喘息も起き、ある時は体温が急低下した。

ついに夫が一家心中を口にした。祐子さんが受け入れたら実行していた模様だが、何人目かにかかっていた大阪府立羽曳野病院（当時）の吹角隆之医師に救われた（吹角医師は現在、大阪市中央区谷町に「ふくずみアレルギー科」という医院を開業している）。

有機燐化合物は、たとえ極微量でも長期間吸収したら、亜急性、慢性、遅発性の神経・精神障害を起こす人がいることは医学的に裏付けられているが、診断が難しい。西田さん一家の病因についても吹角医師は模索を余儀なくされていた。

だが、一家四人の症状、生活環境を詳しく知り、新築した住居の中から放散したり、周りで撒かれたりした有機燐殺虫剤などによるシックハウス症候群と診断する。そして、汚染源の家から離れることを何より勧めた。家にいるのが夫よりずっと長い祐子さんの方が症状が厳しかった。

二〇〇四年三月に西田さん一家は奈良県内の山村に空き家を借りて移り、夫は大阪府内の勤め先に車で通う生活に入った。一家は一変した。祐子さんは語る。

「症状の浮き沈みはあったけれど、移ってから親子四人とも確実によくなっていったんです。元気を取り戻しました。四人ともよく眠れる。息をするのが、こんなにうれしいこととは」

近所の農薬散布で発作

アレルギー疾患を専門にしていることもあって、環境中の化学物質と神経・精神障害の関係に吹角医師は知見があり、第Ⅰ章で紹介した群馬県の青山美子医師や東京都心の北里研究所病院とも交流している。その吹角医師の助言を一家は受けて助かったが、自分たちの心身の病がそもそも身辺の化学物質に起因しているとは、その時点までは思いもしなかった。

実際に吹角医師が和室の畳にも疑いを抱いたので、子供たちの居住の場を畳敷きの和室のある一階から洋間だけの二階へと替え、一階の和室は目張りして封印した。そういわれてみると、特に一階の和室にいる時は、子供たちも苦しそうだった。二階へ上げてから、不思議と娘に回復の兆しが感じられ出した。

新築の西田さん一家の住居は、有機燐剤でのシロアリ駆除処理が床下になされていた。そして、後述のように、以前から一般家庭の畳にもダニ類の多発を防ぐため、スミチオンなどの製剤名で知られる住友化学のフェニトロチオンや独バイエルのフェンチオンが使われている。いずれも有機燐化合物の殺虫剤だ。西田さんの家の畳にもこれらが用いられていた可能性が高い。

一家の住居付近で、垣根、庭の樹木に農薬が撒かれると、四人の症状は発作的に悪化した。祐子さんは瞬間的にではあるが目が見えなくなったり、体が激しく反応するのか幼い娘が「きゃーっ」と狂ったように声を上げた。木々に散布されていたのがフェニトロチオンの製剤だったことを祐子さんは覚えている。

有機燐化合物にいったん強く曝露すると、それ以後は有機燐あるいは他の何らかの化学物質に、それが極微量であろうと反応し続け、然るべき神経・精神症状を呈することも医学的に確認されている。

奈良県の山村で小康を得た祐子さんも、有機燐などとの接点がどこかで生じると、いまでも一時的だが発症する。一見、健康そうに見えるだけに、人々から理解されにくい。食事をしている娘が顔を赤くし、叫び声を上げたりすることもある。農薬か何かで汚染された食べ物だったのか。

畳替えがきっかけに

東海地方のある市営住宅の居住者Aさんの場合を見てみる。

市中心部の市営住宅の三ＤＫに、Ａさんは一九八四年から住んでいた。二〇〇三年八月末のことだ。傷んでいた畳三枚を新しいものと取り換えようと、寸法を取りに来た業者にそれらを持って行ってもらった。入居して初めての畳替えだった。

「その次の日からです。体に違和感が生じ始めた。船酔いのように、ぐらーっとくる。唇の辺りが粉っぽくなり、うがいしていると、水が苦くなる。猛烈な黒い下痢が起こり、吐き気も。そんなことは、これまでにまったくなかったんです」

やがてＡさんは同じ階の別の空き部屋に移らせてもらうことになったが、そこでも引っ越しの準備に二〇分ほどいただけで口に泡が生じ、左の胸が痛み出した。実は、その六畳間の畳も、表だけでも替えようと市側が六枚を業者に運ばせ、床がむき出しになっていたのだ。

Ａさんの一家はいま、市内のＡさんの身内の住居でとりあえず過ごしているが、そこは狭く、市営住宅からの持ち物の傍らで、それに気づかずに就寝していたりする。翌朝起きると「ぐわーっ」ともどしそうになり、足元がすくわれるような感じで、体を動かすことすらできない。

問題が発生した市営住宅の元の住居にある家財も、一部だが移転先に持ち運んだそれも、汚染の拡散を恐れ、両住居に放置してある。そこにあった衣類を身につけただけで吐いたり、下痢したり、顔が皺々（しわしわ）になったりする。といって、暮らしにも余裕がなく、以前の持ち物だからと一切を捨ててしまえない。Ａさんは苦境に陥っている。

広がった畳処理の仕様

Ａさんを診察していた市内の総合病院の医師は、Ａさんの症状を化学物質が原因の神経症状とみる。では、その化学物質は何なのか。Ａさんのほか、地元の保健所の幹部や独立行政法人都市再生機構（特殊法人日本住宅公団などの後身）への取材、各種の資料を総合すると、やはりダニ駆除で畳に施された有機燐化合物が、容疑物質の一つとして浮上する。

有機燐化合物は、章末の一覧表のように日常生活の各所に深く浸透しているが、中でもフェニトロチオンなどによる畳の防虫処理は、神経関係の医師らの重大な関心を引き起こしている。知力の減退、鬱、錯乱なども含む居住者らの神経・精神障害との関係が否定できなくなりつつあるからだ。

　日本住宅公団などが建てた賃貸住宅の所有、管理を引き継ぐ都市再生機構側によると、畳を対象にしたダニ類の防除の方法として公団側が採用してきたのは、誘電加熱か有機燐殺虫剤の投入である。このダニ対策は、一九六八（昭和四三）年にある公団団地でダニ類が多発したために始まった。うち殺虫剤による処理は次の通りだ。

■一九六九年度はフェニトロチオンとジクロルボス（ＤＤＶＰ）を混ぜ合わせた乳剤を水で一〇〇倍に薄めたものを一畳当たり約五〇〇ミリリットル、またはフェニトロチオン粉剤を一畳当たり約三〇〇グラム、畳の中に混入した。さらにフェニトロチオン粉剤を畳の下に一畳当たり三〇グラム散布した。

■一九七〇年度からは畳への混入はやめ、一平方メートル当たりフェニトロチオンを一・〇グラム、フェンチオンを〇・七グラム染みこませた防虫加工紙を畳床に二層入れ、畳表の縁（へり）の下にも帯状の同じ防虫加工紙を敷く（八二年度からはフェニトロチオンは一・五グラム、フェンチオンは一・〇グラムに増量される）。畳の下への散布は、引き続きフェニトロチオン粉剤を一畳当たり三〇グラム行った。

■一九七一年度からは畳の下への散布はやめる。
■一九八八年度からは、二層の防虫加工紙挿入と、畳床の全体を防虫加工紙で包む方式のいずれかでよいことになり、現在に至る。

近年は、合成樹脂を主材料にした、防虫処理がいらないという「建材畳」が現れ、都市再生機構でも賃貸住宅の改修、建て替えの場合はそれを使えるが、いま機構が所有する約七七万戸の賃貸住宅のうち、誘電加熱を除いた約五〇万戸の畳は、有機燐による前記の何らかの防虫処理をされている。分譲された住宅のうち誘電加熱を除いた約二二万戸の畳も売却時点では同様だった。

ここで見逃せないのは、一九六九年以来の日本住宅公団やその後身機関による畳殺虫の仕様が、全国の公営住宅事業者、さらには民間の一般住宅にも準用されたと推測できることだ。

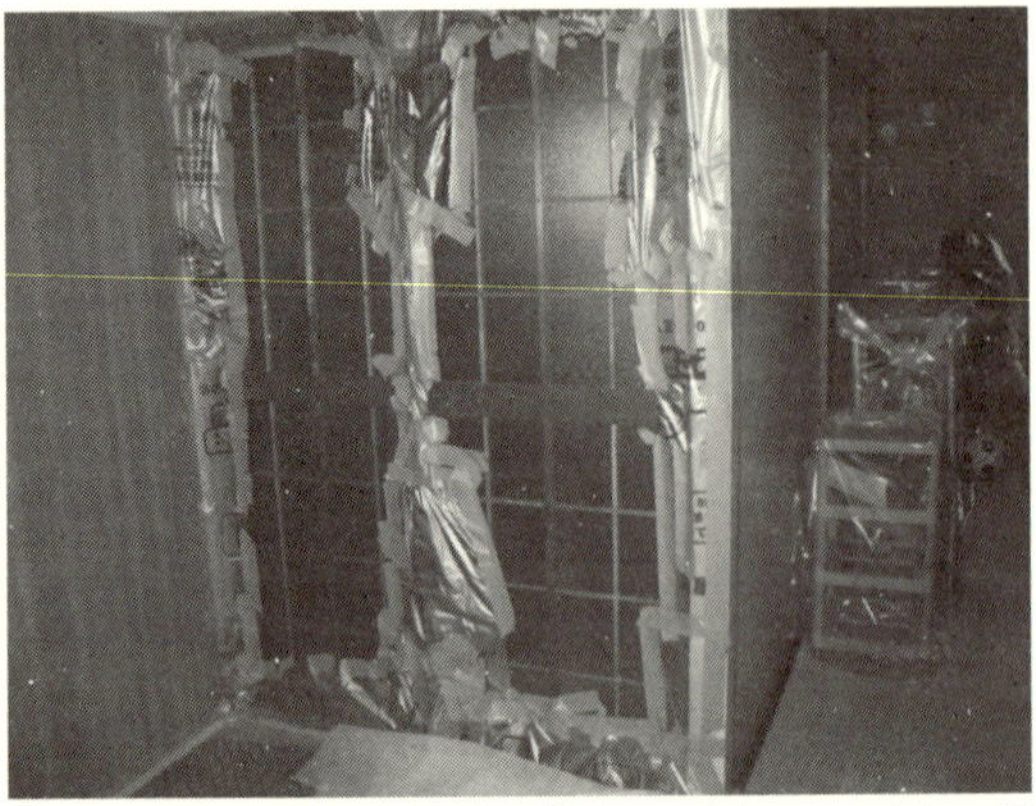
Aさんは、移る先の市営住宅の住居の一室を、このように目張りした。そこへ入っただけで猛烈な神経症状が起きたのだ

■身近なものにも有機燐化合物が含まれている

【防蟻剤】 シロアリの駆除を目的に家屋の床下、床材などに使われる
【合板】 防虫の目的で合板の接着剤に混入される。2003年7月までは日本農林規格（JAS）で義務づけられていた
【農薬】 農業のほか、ガーデニング、庭木などの家庭用、街路樹、公園、室内観賞用植物
【家庭電器製品、コンピューター、IC基板、OA機器】 プラスチック、合成ゴムに難燃、可塑剤として混入される
【塩化ビニール製品】 難燃、可塑剤として混入される
【防火カーテン】 難燃剤として
【床ワックス】 平坦化剤として混入される
【油】 金属製品の表面に塗ってある油に含有されている
（吹角隆之医師の調べによる）

東海地方の前記の市営住宅を担当する市役所の住宅担当部局によると、Aさんが入っている市営住宅が建設された一九八〇年当時の仕様書類はもはや存在せず、どんな防虫処理がなされていたか否かも不明というが、都市再生機構によると、関係自治体で構成する「公共住宅事業者連絡協議会」が公団側のものを参考にした防虫処理の仕様を作っている。

住宅の高気密化で拍車

全日本畳事業協同組合の専務理事で鹿児島市内で畳業をしている増田勇氏によると、役所側のやり方なら間違いないと鵜呑みにしがちな日本人の悪習

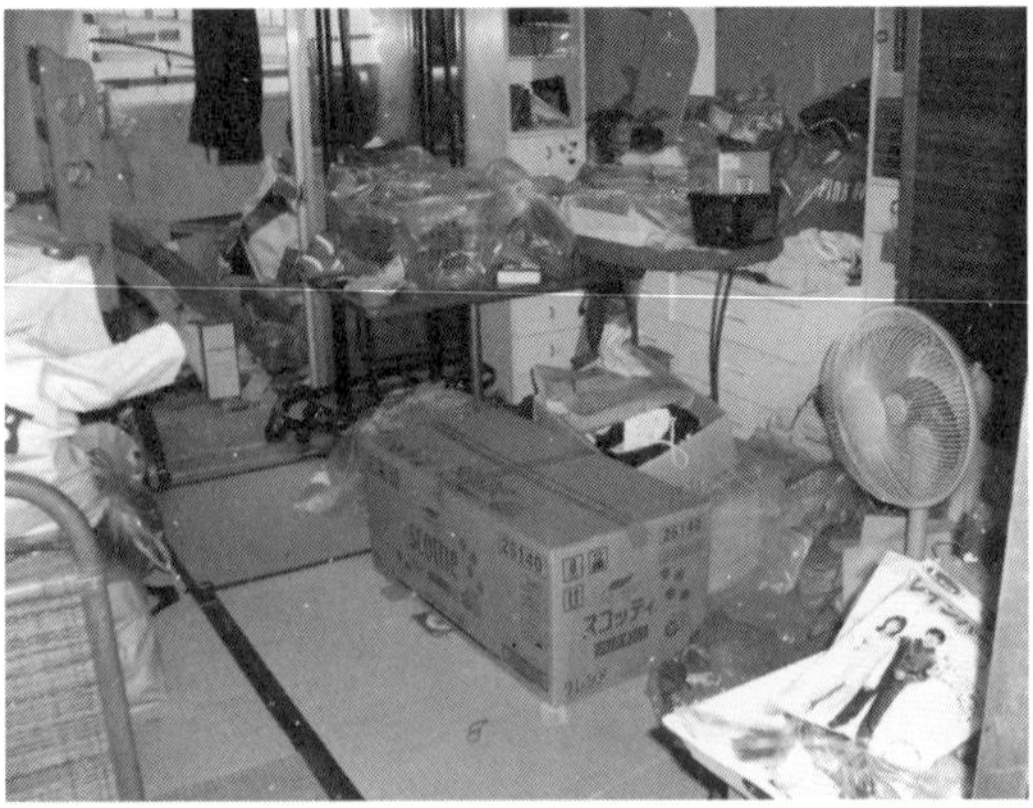

1年半前まで19年間Aさんが住んでいた市営住宅の中。家財道具は汚染された疑いがあり、引っ越したくても、このように放置しておくほかない

性が作用して公団、公営住宅の畳の仕様が同時に民間一般にも広まってしまったという。

畳の上に暮らす日本人の相当数は以来、有機燐の気体の中で過ごしているのだ。もともと開放的でダニ類などが多発しにくいのが古くからの日本家屋の長所だった。しかし、この何十年かの高気密化で高温多湿化し、癒やしの畳がダニ類の発生源、それを駆除する毒性化学物質の揮発源となってしまった。そのことを、畳職人からたたき上げの増田専務理事は、

「残念」

と、慨嘆してやまない。

有機燐の亜急性、慢性、遅発性毒性への警鐘が日本でも医学界の中から鳴らされて久しい。しかし、有機燐などの毒性物質をどれくらい投入すれば、どれほどダニ類を駆除

できるかを実験した公団側の技術資料はあるが、有機燐などの毒性物質に代わる手段の全面採用を研究した形跡はない。

有機燐化合物を極微量でも長期にわたって吸収した場合の人間の心身への影響について、米欧の担当行政当局は急速に関心を高めているようで、関係研究者によると、米欧では有機燐剤の使用の全面禁止措置が取られそうな情勢だという。一方、日本の厚生労働省の担当課は、住まいでの、畳が原因の有機燐禍にしても、問題が起きていること自体を知らないという。

有機燐化合物は、殺虫剤、毒ガス兵器として、一九三〇年代から四〇年代にかけてドイツの化学メーカーが先鞭をつけた。第二次世界大戦後、戦勝国のアメリカ側は、敗れたドイツの諸工業技術を委細かまわず没収し、『ＰＢリポート』という巨大な資料集にして公開した（ＰＢは、このために設置された米商務省出版委員会＝Publication Board の略。日本では国立国会図書館関西館が所蔵）。

じわじわと神経蝕む

その中に、連合国側が、有機燐の先駆的研究者であるドイツのゲルハルト・シュレーダー博士に聴取した記録が含まれている。有機燐化合物の神経毒性が極めて奥深く、つかみにくいことを知らしめてくれる内容だ。スウェーデンのストックホルム国際平和研究所から一九七五年に刊行された『化学兵器の遅発性毒性効果』も、じんわりと神経を蝕んでいく有機燐毒性の不気味さを伝えている（有機燐史については、元農業団体職員若松大朔氏から貴重な資料を得た）。

大阪市内のある保険薬局に勤める薬剤師Bさんから、こんな事実を聞かされた。

「めまいなどの神経症状が急増し、その関係の薬剤処方が集中することと、周辺の区・市の行政が街路樹などに農薬をほぼ一斉に散布することとの間に密接な関係があると推定できます。時期が重なるほか、（神経・精神障害を引き起こす）有機燐農薬がやはり使われているんです」

大阪市内に住むこのBさん一家は、妻が娘を幼稚園に自転車で送り迎えしている。片道約一五分だが、農薬散布の時期には車上でも帰宅後も子供に元気がなく、見るからにつらそうだという。妻もその時期になると、めまいが生じ、体調を著しく崩す。しばらく寝込んでしまったこともある。

前記の吹角医師の体験には聞き洩らせない事例が詰まっている。

「全身にアトピー性皮膚炎を患っていた生後一〇カ月の赤ちゃんがいた。赤ちゃんは、一家が住むマンションの和室にいると脈拍数が一分間に一五〇になるが、隣の洋室だと一二〇に下がる。その家ではアルミニウム紙を、緊急対策としてその和室の畳の上にとりあえず敷き詰め、テープで張った。一週間くらいで赤ちゃんからアトピーが消えた」

畳替えをしなければならない場合も、防ダニシートは使わせず、畳の下への薬剤散布もさせないことが重要だ。

吹角医師の目を通しただけでも、有機燐による神経・精神障害に耐え、あるいは打ちひしがれている人々がこの国にいかに多く潜在しているかが、漠然とではあるが見えてくる。

シュレーダー博士の有機燐研究のそもそもの動機は馬鈴薯用殺虫剤の開発だった。まさか日本人がいつか、この揮発性毒性物質の中で起居しようとは、博士は夢想もしなかっただろう。

第Ⅲ章

新幹線に乗れない——電車、飛行機に広がる農薬汚染

新幹線に乗っていて気持ちが悪くなった、という人がいる。その場合により原因はいろいろあるだろうが、一因として車内の有機燐汚染が考えられる。新幹線に限らず鉄道の車両には、定期的に殺虫剤などが撒かれている。バスにも飛行機にも。薬剤には有機燐系も使われている。日常生活に欠かせない乗り物なのに、人によっては、それも利用しにくい。

二〇〇五年、ＪＲ西日本福知山線の脱線事故が起きて何日も経たないころだった。化学物質の人体への影響について以前取材した医師の一人から電話があった。

「あの運転士は、私の患者であったとしても、おかしくないように思われる」

高見隆二郎運転士（享年二三）が停車位置を大きく行き過ぎるなどの錯誤を繰り返し、目も虚ろだったなどと報じられたことに、この医師も無関心でいられなかったようだ。医師はこんな趣旨のことも述べた。

「運転士も会社も袋叩きにされているが、個人の弛み、会社の体質であの事件が割り切れるのか。何か変だということは、医者が気づかずしてどうするのか。高見運転士が乗っていた車両や宿泊場所にどんな薬剤がどれだけ撒かれていたか、分かればいいのだが」

記憶力の減退、思考の混乱、精神不安定、鬱などの神経・精神障害が有機燐化合物によって、じわりじわりと引き起こされることは、近年一部の医師たちにはっきり認識され始めている。

田畑や林、緑地、街路樹、庭、建築物に散布される殺虫剤などには、有効成分が有機燐化合物であるものが多い。撒かれた有機燐剤などの被害者の治療に冒頭の医師も取り組み、少なからざる患者を回復させ、学会報告もしてきた。

分解速く難しい検出

この医師の評判を聞いて、農薬に「被曝」した住民だけでなく、シロアリ、ダニ対策などとして住宅に使われている薬剤で発症した人たちも遠くから訪ねてくる。

第I章で触れたが、酵素毒の有機燐化合物は、もともとドイツの巨大化学メーカー(旧IGファルベン)が農業用の殺虫剤として開発したが、神経・精神毒性が突出して強烈な同じ有機燐のサリンなどもこのメーカーで実験的につくられていることをナチスドイツ中枢部が知り、毒ガス兵器として相当量が第二次世界大戦中に備蓄された模様だ(実戦には投入されなかった)。

戦後しばらくしてから農薬などに利用された有機燐剤は、ドイツで農業用に開発された当時の神経・精神毒性をかなり弱めたものだったが、ごく微量でも亜急性、慢性、遅発性の神経・精神毒性を持つことが内外の諸研究によって確認されている。

ただ、有機燐は分解が速いので血液検査をしても検出が難しく、発症との因果関係は急性でもないと直ちには断定しにくい場合が少なくない。それに毒性が生じるかどうかは個人によって異なり、毒性が現れても人によって大きな差がある。しかし、いずれにしても有機燐の特徴的な毒性は、神経・精神の働きを支える諸酵素を壊してしまうということだ。

にもかかわらず日本では、米欧ほどの規制も受けずに、農薬取締法で農薬として、薬事法で防虫用として各種の有機燐剤が認められ、広く大量に散布されてきた。

それぞれ用法が守られていれば問題ないというのがメーカー、散布業者、行政の立場だが、使用を全面禁止せざるを得なくなることを恐れているのか、毒性についての内外の研究結果も、神経・精神障害を多発させてきた現実も、メーカー、行政側にはほとんど汲み取られていない。

ＪＲ西日本の事件をめぐり前記の医師から先の指摘があった前後、ある新幹線の運転士に関して情報があり、本人に会った。「薬剤散布とは無関係」と自分ではみているようだが、一緒に来た家族によると、いつごろからかは明確でないが、ほんの些細なことにもすぐかっとなったり、いらいらの状態が目立つようになったという。

「怒ることもないようなことに、本人は感情を抑えられなくなっているんです」

ＪＲ西日本によると、高見運転士が乗って脱線した電車への薬剤使用は一部車両が三カ月足らず前、一部が四カ月半ほど前で、未明までいた宿泊施設は九カ月半前だ。「アエラ」が実施した交通機関に対するアンケートの回答（別表）によれば、ＪＲ西日本でもＪＲ東海、ＪＲ東日本でも新幹線車両には一般的にかなりの頻度で、在来線は一〜三カ月くらいに一回の割合で殺虫剤類が撒かれている。

化学物質過敏症誘う？

回答をそのまま受け取れば、ＪＲで使われている現薬剤は有機燐系ではないが、すでに何かで有機燐に被曝していると、その他の化学物質にも反応する化学物質過敏症（Chemical Sensitivity）を起こす可能性がある。これも個人差はあるが、有機燐には、体内に入った化学物質を壊す酵素の働きを阻害する性質もあるからだ。化学物質によっては、有機燐中毒と似た神経・精神障害を起こす。

無論、だからといって、車内への薬剤散布、被曝と高見運転士の変調をそれだけで繋げることはできない。化学物質の影響を考える場合も、勤務場所の周辺に限らず、それぞれの生活環境にも目を向ける必要があるし、化学物質とは関係のない原因があったかもしれない。頻発している他の鉄道過誤にしてもそうだ。

しかし、鉄道などに乗っていて化学物質に反応し、車内でも苦しんでいる人たちが少なくないことも確かだ。この取材でも幾多の例が集まった。横浜市に住む建築家尾竹（おたけ）一男さん（五三）の場合はこうだ。

尾竹さんは何年か前、新大阪駅で東海道新幹線に乗り、京都駅を出た辺りから急に、席に座っていられないような状態に陥った。床にしゃがんで、うつむきたくなった。非常な圧迫感があり、息苦しい。脂汗が出る。早く帰りたいという気持ちとの葛藤があったが、名古屋駅で飛び降り、ホームで二〇～三〇分しゃがみ込んだ。なんとか調子は戻った。

尾竹さんには心臓関係の持病があって薬を常に携えているが、その時は胸の痛みはなく、心臓関係の発作ではないことは分かっていた。その後、視覚に異常が生じていると思われる仕事関係の人を診てもらいに、この分野に通じた医師を訪ねたら、尾竹さん自身も有機燐中毒と診断された。

化学物質過敏症、あるいはシックハウス症候群の人たちのために、尾竹さんは有機燐などの化学物質で住まいを汚染させない建築のやり方を工夫している。シロアリ、ダニ対策も含めてだ。

電車内で体調に異常

ある時、尾竹さんは化学物質に苦しむ患者の家を三日間くらいで四軒も、マスクをしないで無防備に回り、畳を剝がしてみたりした。ダニ対策として有機燐剤が投入された跡が歴然としていた。そんな家はたいてい床、天井裏の建材にまで有機燐剤が塗布されている。こうして、尾竹さん自身が有機燐に被曝してしまったのだ。

尾竹さんは治療を受けて回復に向かったが、東海道新幹線で往復する場合は今もなお時々、車中で異常が生じる。たとえば右首筋から肩にかけて筋肉がかちんかちんに凝り、頭がぼうっとしてしまうのだ。そんな中で最寄りの新横浜駅に降りる尾竹さんは、車で迎えに来た妻から、

「鬼の顔になっている」

と言われたりする。

そして、今でも尾竹さんはすぐに感情が切れる。

「何でそうなるのか分からないのだが、『どうでもいいじゃないか。うるせえ、黙っていろ』と（妻に）言ってしまう」

尾竹さんによると、ＪＲ東海の東海道新幹線もさることながら、ＪＲ東日本の在来線、たとえば横須賀線あたりはそれ以上に体にこたえる、という。

ＪＲ東日本の快速電車に乗っていて発症した四〇代の男性Ａさん、三〇代のＢさんに関する話もある。

Ａさんは、自宅の床下に撒かれていた有機燐のシロアリ駆除剤で慢性有機燐中毒に罹かっており、ある時に車内でとても苦しくなった。Ａさんが後でＪＲ東日本の担当部署に問い合わせたら、やはり有機燐剤を含む殺虫剤が散布されていた。車内の有機燐で症

状が悪化したようだ。

Ｂさんの場合は職場で、有機燐などが用いられているＯＡ機器類によって発症した。治療によって普段は症状が消えているが、電車に乗ると、ぶり返すことがある。めまいがし、感覚が鈍ってきて、職場に着いても倦怠感や肩凝りで仕事にならない。

自分の新築住宅に使われたり、近所で植木などに撒かれた有機燐剤によって発病し、苦しんだ五〇代の女性Ｃさんは、薬剤散布について事前に幾つかの確認をしてからでないと、新幹線にも乗れない。不用意に乗車したら発症する恐れがあるからだ。

学校などで散布されたりした有機燐剤によって、慢性有機燐中毒や化学物質過敏症になった生徒らが、それから鉄道を利用しにくくなったという例もあちこちにある。

散布後の濃度測定なし

第Ⅱ章で紹介した吹角隆之医師によると、患者のなかには薬剤が撒かれて間がないことを感じ、いったん降りて次の電車を待つ人もいるし、車両ごとに汚染の差を体感する人さえいる、という。

前述のように、鉄道など交通機関二七社に薬剤散布の実情について質問し、二〇社から回答を得た（日本の鉄道は年間延べ約二〇〇億人を運んでいる）。一九九八年四月から車内への散布をやめているという東京地下鉄（東京メトロ）、「従来から、車内には撒いていない」という京阪電気鉄道、二〇〇二年八月以降は車内に使っていないという阪急電鉄を除くと、薬剤の種類・頻度はまちまちだが、鉄道は各社とも車内散布をしている。そして、事後の気中濃度の測定は一社もしていない。

ありのままに公表してくれたのだろうが、目を引くのはJR東海による新幹線車両への徹底散布だ。回答によれば、前述のように有機燐以外の薬剤だが、ならすとほとんど毎週のように撒いている。

JR東海のある内部関係者が調べてくれたところによると、新幹線の車両は、運転室も含めてたとえば以下のような具合に薬剤が散布されている（情報源が特定されないよう、月日は似た間隔にしつつ変えてある）。

「二〇〇五年四月二九日一般消毒　五月一〇日燻煙消毒　五月一五日一般消毒　五月二一日特別整備（害虫消毒）Ａ　六月八日燻煙消毒　六月一〇日一般消毒」

東海道新幹線での尾竹さんの体調の悪化も、この記録を見ればうなずける。有機燐中毒、化学物質過敏症を患う他の人たちへの影響も厳しいだろう。

気になる無回答七社

散布の記録を伝えてくれた前記のＪＲ東海の内部関係者は、車両基地で新幹線の車体から、散布した薬剤が白く外に洩れている光景を見ている。停車している時は車両のドアの気密性が緩むので、そこから外に出ているのだという。基地の車両の中が薬剤で霞んでいる時もあったという。薬剤は当然、座席にも染みこんでいると推定できる。

ゴキブリがいたことを乗客が車掌に告げでもしたら、走行中に車掌から担当司令に電話で速報され、電車は基地に入るや、定期散布とは別に全車両が燻煙消毒される。

それにしても、回答を得られなかった交通機関が二七社のうち七社あるのは怖い。車内などに毒性物質がどう散布されているのか、少しの手がかりも示されないからだ。

鉄道ではないが、散布業者によると、新東京国際空港（成田空港）の管制塔を含む国土交通省専有部分には、フェニトロチオンを有効成分とする有機燐剤も噴霧され、仮眠室も対象にされている。この原体を一〇％含む乳剤を一〇倍に希釈した液が一平方メートル当たり五〇ミリリットル噴霧されている。業者によると、要員が常時いる管制塔などには、噴霧しないで虫を殺す食毒剤を置き、仮眠室などでは一時退去してもらって噴霧し、撒いてから三〇～四〇分は立ち入らないでもらう。

この記事は鉄道に焦点を絞ったが、航空機内、空港地上施設への薬剤散布が操縦士など乗務員、管制職務関係者の心身にいかなる影響も与えていないのか、心配する医師たちもいる。

高見運転士は死亡しており、錯誤が何度も繰り返された真因の探求には限界がある。だが、「文藝春秋」二〇〇五年七月号に掲載された高見運転士の「反省文」（二〇〇四年六月八日にJR西日本学研都市線下狛（しもこま）駅の停車位置を一〇〇メートルも行き過ぎたことに関連したもの）を読む限り、この運転士は通常の人だったとしか考えられない。建前を記す作文であることを勘定に入れてもだ。それだけに、高見運転士についての医師たちの関心も見過ごせなくなる。

現に、車内への薬剤散布はしていないという東京メトロ、京阪電鉄、阪急電鉄の例もある。平常の清掃を徹底したり、せめて薬剤の選択に配慮すれば、交通機関は少なからざる人々を心身の困難から救えるはずだ。

◆殺虫剤類は交通機関にどう撒かれているか。27社にアンケート調査を実施した。鉄道はJR 6社と大都市圏の主要社、航空は日本の2社と、日本に乗り入れている外国社のうち3社を対象とした。**京成電鉄、京浜急行電鉄**は回答を断り、**東京都交通局、東武鉄道、西日本鉄道、日本航空、エールフランス航空**には繰り返し回答を求めたが、回答がなかった。回答が長文の場合は抄録。―は無回答。剤名、物質名は明白な誤り以外はほぼ回答通り記した。殺虫、殺菌、除草剤の区別は原則として省略

［散布状況］　薬剤名、散布の場所、量、頻度など
［告知］　散布を乗客に知らせているか
［規定］　どんな決まりによる散布か
［苦情］　散布に対する苦情の有無
［測定］　散布後の汚染の測定

●北海道旅客鉄道

［散布状況］　車両の客室などに月1回、殺虫剤、消毒剤。路線全般、駅、運転所に除草剤。除草剤は旧国鉄時代からの種類を使用
［告知］　車両内の散布は車内に日付を表示、除草剤は告示しない
［規定］　車内関係は会社の規定による。除草剤は自主的
［苦情］　なし
［測定］　なし

●**東日本旅客鉄道**

［散布状況］ 東京23区内と新幹線について回答。運転席を除き、車内の床の隅にエクスミン乳剤、フマキラーを毎月1回以上。1両につき50倍に希釈した2800ミリリットルを

［告知］ 散布箇所、散布日を記入した殺虫消毒実施済票を車内に掲示

［規定］ 社内規定で

［苦情］ なし

［測定］ 薬品会社の使用上の注意に従って対処しており、測定はしていない

●**東海旅客鉄道**

［散布状況］ 新幹線は車内をエクスミン乳剤で月1回「一般殺虫」、ヒビデン・グルコネート液で月1回「殺菌」し、アースレッド、バルサンで月1～2回「害虫消毒」する。トイレはヒビデン・グルコネート液で毎日殺菌。名古屋地区、静岡地区の在来線は明治ゾールを月1回、アースレッドを年1～2回散布（トイレ関係は省略）

［告知］ 在来線のみ車内の見やすい場所に殺虫消毒実施済票を掲示

［規定］ 社内の「安全衛生規程」第52条による

［苦情］ なし

［測定］ なし

●**西日本旅客鉄道**

［散布状況］ 新幹線は30日に1回を標準にアースレッド、バルサンを散布。在来線は車種で違いがあるが、30～90日に1回アースレッド、バルサンを

［告知］　なし
［規定］　部内の「安全衛生業務規程」による
［苦情］　散布に関する直接的な苦情はない
［測定］　なし

●四国旅客鉄道

［散布状況］　客が直接触れる車内などでは有機燐化合物を含まない清掃用の薬剤を使用。駅構内はトイレなどを除いて薬剤は散布していない
［告知］　客の健康を害する可能性がないので告示していない
［規定］　社内規定等はない
［苦情］　現時点では苦情はない
［測定］　なし

●九州旅客鉄道

［散布状況］　客室には3カ月に1回「フォグロン200ミリリットル」を1両につき2缶、トイレは月1回フマゾールを1両につき約12グラム。線路は茎葉処理剤を年1〜2回九州全体で約17キロリットル、土壌処理剤を年1〜2回九州全体で約22トン散布
［告知］　車両のトイレについては車両ごとに殺虫消毒実施済票を掲示
［規定］　社内で厚生管理規定を定めている
［苦情］　2003年にシックハウス連絡会会員から消毒臭について意見をいただいた
［測定］　なし

●小田急電鉄

［散布状況］　特急車両内にミラワンS、マックスフォースジェルKを年4回。通勤車両内に金鳥エクスミン乳剤を年1回。除草のため線路に日産サブゾーンを年1回撒いているが、雨天、強風時はやらない。苦情のあった付近もやらない

［告知］　なし

［規定］　車内については「車両清掃内規」による。線路は規定がない

［苦情］　車両についてはない。線路については苦情2件

［測定］　なし

●京王電鉄

［散布状況］　電車内の床、座席下にバルサンオルソ乳剤Aの100倍希釈を年1度、梅雨期に1両につき50cc程度か

［告知］　なし

［規定］　衛生環境維持のために散布

［苦情］　最近は特にない

［測定］　していないが、薬剤の用法等を遵守して使っている

●西武鉄道

［散布状況］　6月から9月にかけて特急車両内は30日ごと、通勤車内は45日ごとに金鳥エクスミン乳剤を。雑草が伸びる時期に線路沿いの雑草地に除草剤ボロシル、バックアップを。

［告知］　なし

［規定］　なし

［苦情］　なし

［測定］　なし

●**東京急行電鉄**

［散布状況］　電車内は金鳥エクスミン乳剤を月1回。駅事務所、乗務区（運転手、車掌の施設）にはスミチオンのマイクロカプセルを年2回

［告知］　なし

［規定］　社内基準に基づく

［苦情］　なし

［測定］　なし。散布の後にドアを開閉して換気している

●**東京地下鉄（東京メトロ）**

［散布状況］　車内散布は1998年4月からやめた。駅構内は蚊などについて乗客から意見が出た場合にスミチオンを。用地の雑草にも必要最小限を飛散に気をつけて散布（剤名4種類省略）

［告知］　必要に応じて掲示

［規定］　なし

［苦情］　なし

［測定］　していないが、天候、風などを考慮している

●**名古屋鉄道**

［散布状況］　車両は床、座席、連結幌にピューラックスを90日に1度噴霧。線路敷地内は草の生育繁茂期に1～2回使用（剤名多く、省略）

［告知］　なし

［規定］　関係法令による

［苦情］　なし

［測定］　なし

●近畿日本鉄道

［散布状況］ 特急車両内にゴキブリ駆除剤、沿線内にスミチオンをそれぞれ年1～2回。線路、車庫、休閑地に除草剤（剤名3種類省略）を年1～2回

［告知］ なし

［規定］ —

［苦情］ なし

［測定］ なし

●京阪電気鉄道

［散布状況］ 車両内、駅構内には薬剤散布をしていない。線路際、車庫、変電所に除草剤（剤名数種類省略）を年1～2回、沿線緑地にスミチオン乳剤を年3回

［告知］ 隣接の民家には作業前に口頭で伝える

［規定］ —

［苦情］ 薬剤のにおいがするなど

［測定］ なし

●南海電気鉄道

［散布状況］ 車両内の座席の下部にヘキサチンSVを年2回。線路に除草剤を年2回（剤名5種類省略）。住民から要請があれば、沿線の桜の木などに殺虫剤を

［告知］ 車内への告示はない。田畑などへの影響から除草剤を散布しない所も

［規定］ なし

［苦情］ 車内については聞いていない。除草剤については草花が枯れたという苦情があった

［測定］ なし

●阪急電鉄

［散布状況］　車内は2002年8月以降、薬剤の散布をしていない。線路際の桜に殺虫剤ホクヨーディプレックスを年2回、線路内に除草剤ゼログラス液剤か三共スペードフロアブルを年1回

［告知］　殺虫剤散布は周辺住民にビラ配布で告示

［規定］　桜への殺虫剤は、繁殖する虫について付近住民から苦情があるため

［苦情］　ない

［測定］　なし

●阪神電気鉄道

［散布状況］　車両は運転席を含めて約2カ月に1回、ユーコーSP油剤を1両につき約0.1リットル。駅内外の植栽は年2回、理研スミチオン乳剤を。軌道敷地には除草剤アーセナルを年2回

［告知］　一部告示している

［規定］　自主的か地元の要望による

［苦情］　なし

［測定］　なし。用法を遵守している

●全日本空輸

［散布状況］　国際線には現在、到着国の指示により薬剤散布をする対象路線がない（国内線については回答なし）

［告知］　―

［規定］　社内規定による。国際線は到着国の指示による

［苦情］　なし

［測定］　なし

●スカンジナビア航空

[散布状況] 日本へ乗り入れの機体には薬剤を使っていない

[告知] —

[規定] —

[苦情] —

[測定] —

●ルフトハンザ・ドイツ航空

[散布状況] 日本国内では機内に殺虫剤などを一切使っていない

[告知] —

[規定] —

[苦情] —

[測定] —

第Ⅳ章　パソコンにも有機燐汚染

身の回りの有機燐汚染をいうなら、いまや、職場は無論、家庭でも必需品となりつつあるパソコンの問題を避けては通れない。パソコンの各部分には現在、難燃剤として主に有機燐化合物が使われている。パソコンの有機燐が原因と推定される神経・精神障害も起きている。そして、有機燐の難燃剤は、パソコンに限らず他の電気・電子製品、難燃性のカーテンなどにも含まれている。何か自分でできる防衛策はないか。パソコンを例に考えてみる。

二〇〇五年秋、パソコン・メーカー一〇社に、こう問い合わせた。

「御社のパソコンに有機燐化合物は含まれていませんか」

一〇社とは松下電器産業、日立製作所、ソニー、東芝、富士通、日本電気、三菱電機、シャープ、エプソンダイレクト、レノボ・ジャパンだ。結果を明らかにする前に、こんな質問をした理由を記す。

西日本に住む中年女性Aさんは、先ごろ次のような症状に襲われた。

女友だちの家を訪ね、ある部屋の戸を開けたら、目の中が突然真っ白になり、ふらーっときた。ほんの二、三呼吸しかしていなかったのだが、こうなった。携えていた有機燐中毒用の薬を飲んで、とりあえずは持ち直した。

Aさんが入りかけた部屋は六畳ほどで、パソコンが一台あり、使われていた。半日くらい閉め切られていたようだ。

首都圏の中年女性二人からも、パソコンを使っている時に出た症状のことを、最近聞いた。そのうちの一人は「気持ちが悪くなり、息が苦しく、思考回路がなくなるというか、いったい今何をやろうとしていたのかも分からなくなった」と述べ、もう一人も「自分で文章を打っているのに、その文字が判読できず、追えなくなる。視界も揺らいでいる」と語った。

三人は、専門医から有機燐化合物やその類似物質による慢性中毒という診断を受け、治療中だ。前記の症状もこの慢性中毒の特徴だが、いずれも直前まで異常はなかった。

三人の症状には違いもあるが、衰弱感などの身体症状や、記憶の欠落、うつ、錯乱などの神経・精神障害に長いこと苦しみ、一人は数年間も仕事を休んでいる。しかし、三人とも根気よく治療を続けて回復してきた。それでも時に前述のような状況が起きる。

ここで見落とせないのは、Ａさんの友人は密室状態でパソコンに向かうこともあるのに、心身への影響が生じていないとみられることだ。これは有機燐を解毒する酵素の働きに関わる遺伝子の違いであることが近年、米国で解明されつつある。有機燐や類似物質に同じようにさらされていても、無症状同然から心身崩壊まで、人によって開きが出てくるのだ。

難燃剤として樹脂部分に

話を戻す。パソコン・メーカー一〇社は何と答えたか。全メーカーの広報部門ないし製品相談窓口が、パソコンに有機燐が含まれていることを認めた。難燃剤として樹脂部分に使われているという。

パソコンからの有機燐の揮発は、北海道大学大学院工学研究科の村尾直人助教授の研究室が二〇〇三年一〇～一二月に確認している。有害化学物質で影響を受ける子供たちの保護者がつくった「子どもの健康と環境を守る会」（代表・北海道江別市の黒嶋恵さん）との共同研究だった。

村尾さんらは、北海道内七カ所の中学校で、九〜四三台の新しいパソコンが入った教室を三〇分換気し、五時間密閉した後で測定したところ、パソコンから出たと確認できる燐酸トリフェニルが一立方メートル当たり数ナノグラム〜数十ナノグラム検出された（一ナノは一〇億分の一）。「この濃度なら人によっては有機燐の症状を起こす」と、関係医師やこの問題に詳しい患者らはみる。

パソコンの難燃剤に限らず、有機燐は各種の分野で使われている。

日本では第二次世界大戦後に、多数の有機燐農薬が開発された。二〇〇五年版の関係資料でみると、有効成分（原体）としては殺虫剤用が二三種類、殺菌剤用が四種類、除草剤用が一種類使われており、これに添加物が入った数多くの製剤が、農薬取締法に従って登録され、一般に販売されている。農薬取締法による登録に当たっては、昔から知られている急性毒性と遅発性神経麻痺は審査しているが、その後問題化した慢性毒性については何ら検討されていない（種類数は日本植物防疫協会『農薬ハンドブック〇五年版』から）。

また、ゴキブリ、ダニ類などを狙って薬事法の承認を受けた製品もある。

シロアリを防ぐ防蟻剤としても木造住宅の床下に投じられてきた。この場合は「化学物質の審査及び製造等の規制に関する法律」（化審法）に適合していなければならない。パソコンの難燃剤や可塑剤、潤滑油などの有機燐も化審法に基づいている。

しかし、薬事法と化審法では、農薬取締法程度の安全性も確保されていない。

「アスベスト」に似た経過

近年、有機燐の慢性毒性の解明が進み、欧米では全面的な見直しが行われているが、日本ではそうした動きも見られない。アスベスト（石綿）が国際的に危険性を指摘されてから三二年間も、ほぼ放置されていたのと似た経過だ。

関係法律の担当省の担当部署は、その枠組みの中の行政遂行に終始している。有機燐の毒性について新しい知見が発表されても、その情報をもとに行政を横断して迅速に対策を講じ、人的被害を防ぐという思考は出てこない。情報を知っているかどうかすら疑わしい。

これまでに政府が有機燐関係で講じた強制措置は、二〇〇三年七月一日付施行の建築基準法改正で、防蟻剤のクロルピリホスを添加した建材を「居室を有する建築物」に使うのを禁止しただけだ。これも、それまでの添加による汚染は放置されたままだ。

では、私たちは有機燐からどう身を守ったらいいのか。工夫には限界があり、結局は全面禁止以外に対策のないことが、取材していると分かってくる。

有機燐剤や類似物質を投じる側はほとんど決まって、「法律で認められているものを使って何が悪いのか」という趣旨のことを口にする。確かにその通りで、毒性の重大性が確認されていれば、その使用を止める法的措置が必要だ。法律で許されている以上は咎め立てしにくい。

有機燐避けた機種も

しかし、そうなら、人々は自己防衛をしなければならない。例えばパソコンへの対処は、関係医師や患者たちの判断を総合すると、こうだ。

「有機燐入りのパソコンは換気扇側に置く。窓があるなら自分の後ろに窓がくるように座り、自分がパソコンの風上にいられるようにする。窓はなるべく開ける。こうした使い方ができない所では、十分な換気が欠かせない。有機燐系難燃剤は熱を加えると揮発しやすくなるので、使わない時は電源を切る」

ある患者は、こう勧める。

「パソコンは、別の部屋で使い続けの状態にして、有機燐の揮発を促す。そうすれば、罹患している人でも、一カ月で用いられるようになる機種もある」

パソコンからの有機燐の揮発は、どの機種も一様というわけではない。患者の体感では、何年経っても近寄れないほど激しく揮発が続くパソコンもあれば、使い始めてじきに何も感じなくなる機種、そもそも体感がないものもある。購入者は臆せず、メーカー側にきちんと質（ただ）したらいい。現に日本電気からは有機燐を避けた機種も出ている。

有機燐に関しては、さらに次のような注意も必要だという。

「頭痛、肩凝り、めまい、不眠、冷え、不安などの症状が出揃い、住まいが新築だったら、床下に防蟻、畳に防虫の有機燐処理がなされていないか調べてみる。ワックスや建材にも含まれていないか。換気の悪い部屋でパソコン、テレビゲームをやりまくっていないか。（前記のように）軽いうちに原因が分かり、早く対策を取ったり、治療すれば回復も早い」

住宅金融公庫は、木造住宅新築などに対する融資要件の一つとして一九七二年度から地上一メートルまでの木部に、七八年度からは地盤にも、シロアリ対策の防蟻措置を取ることを定めた。このため、融資を受けた住宅のほとんどが防蟻剤に汚染される事態となった。防蟻剤の一つクロルピリホスの投入は禁止されたが、この薬剤で汚染された状態は変わらずに続いているのだ（九七〜二〇〇一年度は「防蟻措置」が要件から削除されていた）。

公庫によれば、もともと薬剤使用は防蟻措置の一選択肢でしかなく、薬剤以外の選択肢も二〇〇二年度からは具体的に提示しているというが、建築業者らは安直な薬剤投入に走っているのが実態だ。

一方、日本住宅公団とその後身機関は、有機燐剤による畳処理をしている（第II章参照）。

住宅の化学物質汚染に関わる訴訟は少なくないが、建築業者の実態という観点から、東京都世田谷区の碓井孝子さん一家の例を見てみる。

有機燐が含まれていたかどうかはなお不明だが、三年前に新築した家の化学物質汚染で一家三人がシックハウス症候群に苦しんだ。碓井さん夫妻は二〇〇四年ついに、施工者の三菱地所ホームを東京地方裁判所に提訴した。同社側は訴訟を理由に一切の取材を拒んでいるが、碓井さんによると、同社は契約の時、後に医師が発病との関連を認めた化学物質についても安全を保証していたのに、後になってその保証したという事実を否定した。

気づきにくい病気

一方、地域などでの散布に対しても、各地で自己防衛が行われている。

北海道の「子どもの健康と環境を守る会」の行動力は、関係者の子供たちが有害化学物質に苦しんでいたという背景から生まれた。道内にはゴキブリなど稀なのに、有機燐殺虫剤が慣行的に散布され、かなりの影響を被った生徒たちがいたのだ。道議会や道教育委員会に働きかけて、二〇〇一年、道立高校への有機燐散布を全廃してもらうところまでこぎつけた。

また、埼玉県では現在、県立高校を含む県有施設への慣行的農薬散布は見られない。県関係者によれば、そこまで行政が変わった背景には、住民組織の活動があった。地域や学校で慣行的に撒かれる有機燐剤などによって罹患した一家や住民の努力で、県の行政は転換しつつあるが、慣行的散布による被害はまだ県下全体に見られるようだ。

岐阜県各務原（かかみがはら）市の女性Ｂさんは、公的・私的な慣行薬剤散布によって中枢神経機能障害を患っている。常に激しい動悸がし、呼吸困難に陥る時もある。Ｂさんは市に対し、岐阜市に住む友人小沢祐子さんとともに二〇〇四年から何度も、農水省消費・安全局長の関係機関への通知（〇三年九月一六日付）を自分の住む地区だけでも回覧させて欲しいと求めたが、無視された。通知の内容は、住民の健康被害を踏まえ、住宅地周辺では基本的に農薬を散布せず、虫の捕殺などに留めるよう求めたものだ。Ｂさんの病が深刻化した〇五年一〇月下旬になって、やっと通知の趣旨が回覧された。

有機燐化合物とその類似物質の毒性は、脳神経系をはじめ体中の諸酵素の働きをじわじわと阻害し、ほかの化学物質を解毒する力まで奪っていく。その毒性は、他の揮発性有機化合物に比べて次元を異にし、飛び抜けて強烈だ。有機燐は分解が速く、体内からの検出は難しい。他の神経・精神系疾患ともまぎらわしいので、違う病名をつけられてしまい、適切な治療を受けていない患者が次々と見つかっている。

この病の深刻な点は、誰もが気づかずに大なり小なり罹患し、各種酵素の働きを阻害されている可能性があることだ。例えば、パソコンを使っていても、ほとんど無症状の時は、「なんだか今日はひどく頭のめぐりが悪いな」といった不審程度で終わってしまうが、全体で見たら巨大な知的損失が生じていることになる。

第Ⅴ章 有機燐が蝕む子どもの心とからだ

学齢期の年少者が心身を病む現象が日本で近年、目立っている。少なくともその一因として、ここでも有機燐の影が浮上している。引きこもり、不登校を怠惰と責める前に、その真因を私たちはえぐりださなければならない。

日本有数のあるコメ産地に一種の「座敷牢」が点在することを、その土地の医師からかつて教えられたことがある。古くからの監禁用の座敷牢とは違い、当人が自ら蟄居しているというのだ。医師は、その異様な現象を有機燐農薬による鬱の多発によるものと推定し、根拠とみなせる諸事実を挙げてくれた。しかし、その実態は、プライバシーの壁に遮られて、つかむことができなかった。

その「座敷牢」現象が、以前から都市部にも現れている。

佐賀市のAさん（五六）は、夫と息子（二二）と一緒に、建てて一〇〇年くらいは経つという家屋にわざわざ暮らしている。化学物質を避けているのだ。息子は、この一年半ほど家に籠もったままだ。カーテンを引いて昼間も外光を遮断し、電気をつけている。このところ二〜三週間に一度は風呂に入るようになったが、以前はそれもなかった。自宅では家族と話もするし、一緒に食事もする。しかし、外気、外光を嫌う。自分が尋常でない過ごし方をしていることを本人は百も承知しているが、そのようにしか身を持せないのだ。

Aさんは、市内や東京都内の医師の診断と独自の勉強によって、息子と、他県の国立大学に在学中の後述の娘の症状が、殺虫剤などに含まれた有機燐化合物による神経・精神障害だと分かってきた。

朝食中に眠りこける

Aさんは話す。

「子供が引き籠もっていると、親はつらい。しかし、子供は動けないのだ。本当は外に出たいのだが、それができない。けれど親は耐えられず、『アルバイトくらいしたらどうか』と子供を追い立てる。そうできるくらいなら、子供はどんなに楽だろう。こうして、焦る親と子供の間に悲劇が起こる」

日本人好みの根性論とかとは無関係の話、と言っているのだ。

Aさんが振り返って考えるに、息子は中学校、いや小学校時代から発症していたようにも思えるが、息子の異常にはっきりと気づいたのは高校に入ってからだ。

佐賀市内の県立高校一年の二学期が始まって間もなくのことだ。息子は、朝ご飯を食べ終わらないうちにまるで意識を失ったかのように眠りこけてしまった。Aさんは必死に起こそうとしたが、無駄だった。午後三時ごろ目を覚ました息子は、どうして学校に行かずにいままで寝ていたのか、自分でも不思議なようだった。

肩に一〇人乗ってる感じ

しかし、やがて、そんな状況が頻発するようになって二学年に進級できず、高校を中退せざるをえなくなる。福岡市内の塾に通い、大学入学資格検定試験には合格したが、その後は前述のような状態に陥った。

Aさんは後で知ったのだが、中学校卒業時の息子あての寄せ書きに、大勢の学友がこんなことを記していた。彼は授業中に眠ってばかりいるのに、なぜ試験の成績がいいのか――というのだ。

そういえば、息子は中学のころにもよく「気持ち悪い」と口にしていた。小学生の時も、関節やくるぶしが痛いといっていた。予兆は早くからあったのだ。

実は、Aさんの娘も、佐賀市内の私立高校二年になってから学校に通えなくなってしまった。体が動かないのだ。一〇人くらい肩に乗っている感じだというのだ。そして、昼夜が逆転したかのように昼に眠り続け、夜に目が覚めた。三年に進級できなくなったので県立高校の通信教育に転じたが、これも必要な講義にはほとんど行けない。大学入学資格検定試験に通って、ある国立大学の入学試験も受かったが、大学四年目の二〇〇四年あたりからうつが出てきている。

Aさん一家は、一〇年前に佐賀市内に自宅を新築してから、これを含めて四軒も転居している。新築の家は、有機燐を含む化学物質が建材や内装材に使われ、屋内が相当に汚染されていたことがやがて分かる。

これも後で知ったのだが、その時々の転居先でも、殺虫剤、シロアリ駆除剤などがかなり使われていた。隣近所も生け垣、庭木などに農薬類を撒いていた。有機燐も含まれていたようだ。

一方、弟が通学した佐賀市内の小学校も、姉弟ともに通った中学校も、新築か改築されて間もないころで、やはり化学物質を発散していた可能性がある。福岡市内の予備校、塾、寮にも同様の問題があったようだ。前記の小中高校の周辺の田畑、緑地には無人ヘリコプターや地上から農薬が散布され、通学路を含めて地域はだいぶ影響を受けていたと思われる。姉の場合は、大学に行ってからの環境も見落とせない。自宅、その周辺以外でもAさんの二児は有機燐剤に晒されていた可能性がある。

Aさんの子供たちの病気は、起伏はあっても長いこと続いている。断定的にはいえないが、前述の諸環境の全部か多くが、程度の差はあっても関わっていそうだ。

Aさんは、一家の苦しみを通して有機燐災害の深刻さを認識し、二〇〇一年七月に「シグナルキャッチ」という組織をつくった。勉強会を開いたり啓蒙活動をし始めた。他人との交わりが広がるにつれ、Aさんは自分の一家と同様の人々が方々に潜在していることを知った。

ここで見過ごせないのは、児童・生徒に対する有機燐など化学物質の影響について、学校関係者はほとんど無知、無理解だとAさんが感じたことだ。この点に関しては、大阪市東淀川区の入江昌子さん（四八）一家の苦闘を紹介する。

入江さんの子供たち、紘司君（二一）、奈緒子さん（一九）、茂弘君（一七）の三人は、大阪府立北野高等学校定時制の授業を一緒に受けている。定時制は就学年齢に制限がなく、学年学級編成も弾力的なので、齢は違うが同じ三年二組だ。目を引くのは、三人が屋外で学んでいるということだ。

三人とも化学物質過敏症なので、校舎内だと、さまざまな化学物質によって症状が悪化する危険があるからだ。風通しがいい所を三人が選び、学校側も配慮してくれた。しかし、三人はなぜ、この定時制に来ているのか。まず、兄のことから。

整髪料で意識ぼやけ

紘司君は一九九六年四月に大阪府枚方（ひらかた）市の私立中学校に入学したが、二年に進級したころから通学電車に乗り続けられないことが多くなった。車内に撒かれた殺虫剤などに反応し、吐き気を催したり、意識朦朧となったりする。いったん下車せざるを得ず、遅刻が目立つようになった。入江さんは、化学物質過敏症という医師の診断書、意見書を学校に提出した。

ところがある時、紘司君が理科室での授業を受けずに教室に残っているのを見た教員が、紘司君を職員室に呼び出し、暴言を吐いて蹴りつけた。理科室に入れなかったのは、薬品類などに反応して発症する恐れがあったからで、そのことを紘司君は説明したのだが、教員は聞き入れなかったという。

さらに紘司君は、同じ学校法人の高校へ進んだある日、ガス洩れしているのではないかと教員に指摘したところ、

「おまえやったら分かるやろから」

と、ガス洩れのもとを探すよう命じられた。紘司君はガスに反応して頭痛を起こしていたが、もしガス洩れ源に近づいていたら、どんな発作、症状が発生したか分からない。

二〇〇〇年一月、紘司君は英語の授業を受けていて、他の生徒の整髪料から揮発する化学物質に反応し、意識がぼやける状態となった。ところが教員は事情も聴かずにいきなり紘司君の胸倉をつかみ、

「何様のつもりだ。出て行け」

と怒鳴り、教室の外へ引きずり出した。教員からこのような仕打ちを受け、紘司君は「もう死にたい」といい出す。心的外傷後ストレス障害（ＰＴＳＤ）を起こしているとの診断書が出た。

こうした人格蹂躙が学校で続けられたとして、ついに入江さんは、この学校法人に損害賠償を求める訴状を大阪地方裁判所に提出した。しかし、一方で北野高校定時制への転入が迫っていたので、和解で決着させるほかなくなった。

この学校法人は責任者や当該教員らへの取材を拒んだが、紘司君が受けた被害、苦痛

は、入江さんの話や大阪地裁が作成して成立した和解調書に基づいている。

学校での苦難は弟の茂弘君の場合も同じだった。入江さんは地元の市教育委員会や小学校に医師の診断書・意見書を出し、化学物質過敏症の説明を重ねたが、入江さんによると、茂弘君は学校内の化学物質で症状が悪化し、長期の登校不能に追い込まれた。農薬類の散布を含めて化学物質に何度も「曝露」したのだ。

入江さんは大阪市に対する損害賠償請求訴訟を起こし、いまも係争中だ。大阪市教育委員会の俵谷（ひょうたに）好一初等教育課長は、

「不登校と化学物質過敏症に因果関係はない」

と反論するが、訴状は、この病気に対する学校現場や市の教育行政の態度がいかなるものだったかを、細部にわたって具体的に描写している。

また、同じ病を患う奈緒子さんは、小中学校ともほとんど通学できず、家で勉強した。北野高校のような例外もあるが、入江さん一家が苦しめられたような学校現場の方が、なお一般的だろう。

環境条件さえ変われば回復する可能性が高い病気なのだが、現状では子供の実情は、人々の想像を超えてきている。

二〇〇一年のある夕刻、東京都新宿区の石井淳香（じゅんこ）さん（四六）が、仕事から都営住

宅に帰ってドアを開けたところ、足元に当時小学校五年生だった長男と二年生だった長女が、ランドセルを背負ったまま俯せに倒れていた。兄妹は昏睡状態だった。学校からは二人一緒に帰ってきたらしいが、靴を脱いで上がれるような状態ではなくなっていたのだ。

その日、長男は小学校の三階にある教室で、長女は二階で、それぞれ急に虚脱状態に陥ったが、いったんは小康状態となっていた。注目されるのは、二人の体調急変の時刻がほとんど同じだったということだ。石井さんが調べたところ、学校に近い明治神宮外苑の第二球場で、その時間帯に有機燐農薬が散布されたことが分かった。一家の住む都営住宅は、もっとそこに近い。

兄妹とも幼児期から化学物質に過敏だった。前に通っていた東京都中野区の小学校では、校舎の内外に有機燐殺虫剤などが無造作に撒かれ、そのつど二人にはさまざまな症状が起きていた。

しかし、現住所に移ってからは、神宮外苑、国立競技場などに近接し、かえって住環境全体が農薬類に覆われている。実際に石井さんは一帯でよく異臭を感じる。その時々の、とりわけ長男の頭痛、筋肉痛、虚脱、思考力低下などの症状を環境と繋げて考えないわけにはいかないのだ。

明治神宮外苑管理部の大沢東庭園課長によると、石井さんの問題をきっかけに、虫の目立つ枝葉の剪定に限ったり、散布の際も有機燐農薬は避けたりしているが、一帯には管理者が違うスポーツ施設や緑地も広がっている。

文部科学省の資料によれば、二〇〇三年度の全国の小中学校の児童・生徒のうち、不登校（病気や経済的理由以外で一年間に三〇日以上欠席）の子供が占める割合は、小学生が〇・三三％、中学生が二・七三％と比較的低いように見えるが、人数は小学生が二万四〇七七人、中学生が一〇万二一四九人にのぼる。この数字には何が秘められているのか。さらに大予備軍は存在しないのか。冒頭のAさんの関心は、そこに向かう。

2部

汚染米と農薬

第Ⅰ章　カドミウム汚染基準値、中国の五倍はなぜなのか

問題は深刻なのに、一般にはあまり関心を持たれず、なお放置されている有機燐汚染について、各種の角度から1部で考察を試みたが、すでに解決済みとされていながら、実はそうでない汚染問題もある。その代表例はカドミウム汚染だ。未解決の有機燐問題と併せてこのカドミウム問題を探究すれば、「はじめに」で書いた日本の近代技術文明の性格も、より鮮明にできそうだ。現代の日本の公害史の出発点は、水俣病（有機水銀化合物による神経障害）に先立つイタイイタイ病である。この原因物質、ないし関与物質がカドミウムだ。にもかかわらず日本はいま、カドミウム汚染対策で世界の後塵を拝している。なぜか。

二〇〇四年六、七月にスイスのジュネーブで開かれた国連食糧農業機関（ＦＡＯ）と世界保健機関（ＷＨＯ）の合同食品規格委員会（コーデックス委員会）の総会で印象深い出来事が起こった。

国際的なコメ（精米）のカドミウム基準値（許容上限値）を決める場で、それを「〇・四ｐｐｍ」にしようとしていた日本政府案を中国などが「緩い」と退け、問題がコーデックス委員会の食品添加物・汚染物質部会に差し戻されたのだ（ｐｐｍは一〇〇万分の一の単位）。世界共通の食品規格などをつくる政府間機関で日本が新興国の後塵を拝した一瞬だった（コーデックス委員会の決定も加盟各国への勧告で、強制力はない。ここで決めるカドミウム基準値は、精米の許容上限値。日本の現行基準値一・〇ｐｐｍは玄米。日本で法的規制の対象にされているのはこの基準値以上のコメ。国によって基準値は玄米、精米、両方か、法的規制は基準値以上か基準値超かは一定していない）。

世界各国のコメのカドミウム基準値は、ｐｐｍの単位で現在こうなっている。

日本一・〇、タイは〇・一

日本はなお一・〇ｐｐｍだが、台湾は〇・五、韓国〇・二、中国〇・二、ＥＵ（欧州連合）〇・二、タイ〇・一、オーストラリア〇・一だ。米国はカドミウム汚染がほとん

■世界のカドミウム基準値[2004年]

日　本	1.0 ppm
台　湾	0.5
韓　国	0.2
中　国	0.2
E　U	0.2
タ　イ	0.1
オーストラリア	0.1
米　国	基準値なし

どないので基準値がない。

日本政府案の〇・四は、現行の一・〇に比べれば前進のように見えるが、世界からみればこれでも相当に甘いのだ。一九九八年にデンマークがコーデックス委員会に提出した〇・二という原案に対抗する修正案としてもともと作られた。しかし、ポーランドからは〇・一という、日本とは逆方向の修正案さえ出されている。

この事態の意味をつかむためには、歴史をさかのぼらなければならない。

イタイイタイ病という病名は、多発地の中の富山県婦中町の開業医故萩野昇氏が、その病気の中高年の女性が叫ぶ声をそのままつけたもので、世界共通語となっている。

焼却される汚染のコメ

重金属のカドミウムは、富山県神通川の下流域で発生して、多くの患者や死者が出たこのイタイイタイ病の主因物質だ。骨がもろくなって折れるイタイイタイ病は明治末期から、大正、昭和期にかけて激発したが、長いこと「奇病」とみなされ、患者は一時期、地域で白眼視される状況ともなっていた。

やっと旧厚生省が一九六八年（昭和四三年）に、神通川上流の三井金属鉱業神岡鉱業所が川に排出したカドミウムによる公害病と断定する次の骨子の「見解」を発表した。排水中のカドミウムが下流域の稲、井戸水などを汚染したのだ。

「イタイイタイ病の本態は、カドミウムの慢性中毒によりまず腎臓障害を生じ、次いで骨軟化症をきたし、これに妊娠、授乳、内分泌の変調、老化および栄養としてのカルシウム等の不足などが誘因となって、イタイイタイ病という疾患を形成したものである」（六八年の厚生省の「イタイイタイ病に関する見解」より）

イタイイタイ病の疫学調査にそのころ関わり、厚生省の「見解」の執筆にも加わった当時の加藤三郎厚生省公害課員（現在、ＮＰＯ法人、「環境文明21」代表理事）は、「はっきりしているのは、カドミウムがなければイタイイタイ病は存在しなかった、ということだ」

と語る。

一九七〇年に、食品衛生法に基づいてコメにカドミウム基準値が設けられ、「玄米は、カドミウムを一・〇ｐｐｍ以上含んではならない」と定められた。

一・〇ｐｐｍ以上が検出されたコメは同法により販売、加工を禁止され、焼却されている。そこの土壌を入れ替える事業も農林水産省によって行われている。そして、一・〇ｐｐｍ未満〇・四ｐｐｍ以上のコメも、消費者の感情を考慮して農水省が生産者から買い上げ、糊など非食用に処理してきた。

イタイイタイ病は、死亡者も含めると、富山県神通川下流域以外にも長崎県対馬、石川県梯川流域、兵庫県市川流域でも発生していることは、幾多の研究により裏付けられてきた。この三地区に神通川下流域、秋田県小坂地区を加えた少なくとも五地区では、一・〇ｐｐｍよりずっと低いカドミウム濃度のコメなのに、それを摂取した人たちが腎障害を起こしている例が多数発見された。これもイタイイタイ病と同じく、諸研究によって公害病と認識されている。

それにしても、日本政府案の〇・四ｐｐｍの根拠は何なのか。厚生労働省側の資料によると、次の通りだ。

推計のカラクリ

日本人が食べる各食物の量とそれぞれのカドミウム濃度から日本人のカドミウム摂取量を割り出す。その場合、コメのカドミウム基準値を〇・四ｐｐｍとしても、日本人の平均では、国際的に決めている現在のカドミウム暫定週間耐容摂取量（許容量）の半分以下にしか達しない、という。この許容量は毎週これだけのカドミウムをとっても生涯にわたってまず障害は起こらないとみられる上限値だ。

また、もうひとつ尺度がある。カドミウムの摂取量の少ない人から多い人へと順に並べて、摂取量の少ない人から九五％目に当たる人でも、すれすれではあるが、前記の暫定耐容摂取量を超えていない、という。この「九五％値」方式自体は、こうした件での安全性をみる国際的なやり方ではある。

しかし、この推計はなぜか、妊娠者を除く二〇歳以上の者だけが対象だ。単位体重当たりの食物摂取量の多い、つまりよく食べ、従ってカドミウムも多くとるとみられる若者は、除かれているのだ。

推計をしたのは、独立行政法人国立環境研究所の新田裕史総合研究官だ。新田氏によると、妊娠者を除く二〇歳以上に絞っての推計は本人の考えではなく、

「推計の依頼者の厚労省側からそういう基礎データを渡された」

という。

これについて所管の中垣俊郎厚労省・食品安全部基準審査課長は、従来の医学知見をもとにこう述べる。

「カドミウムの毒性は中高年の女性の腎臓（に作用するの）だから、その人たちへの影響を（基準値作成に）反映させる推計をしても、当然ではないですか。カドミウムの場合、中高年女性にターゲット（目標）を絞ることには一定の合理性があると思う」

若年者を外した理由

しかし、民間の日本環境学会食品中カドミウム基準値検討専門委員会は、厚労省側のこの推計などについて、二〇〇四年四月二〇日付で反論文書を作成した。

茨城大学名誉教授で、日本環境学会のこの専門委員会の委員長をしている浅見輝男氏に聞いてみる。

「若年者は単位体重当たりの食品摂取量が多い。しかも、カドミウムの蓄積されやすい腎皮質のカドミウムが初めの半分まで減る半減期は、若年者で三四年、八〇歳で一一年との研究結果が外国にある。カドミウムの影響は若年層も深刻と思われる。なぜ若年者を推計から外したのか理解できない。二〇歳未満も含めた推計をすると、〇・四ｐｐｍの日本政府案が成立しなくなるのか。中高年への影響も、腎臓障害だと男女に著しい差はない」

二〇〇四年夏のコーデックス委員会総会の前の同年三月にオランダのロッテルダムで

開かれたコーデックス委員会食品添加物・汚染物質部会では、日本政府案に対し欧州委員会代表が、次の要旨の発言をしている。会議の報告書（英文）によると、「〇・四ｐｐｍという）カドミウムを含むコメを消費することによって、とりわけ子供の場合、許容量を簡単に超えてしまう」

質問も出ない諮問機関

日本政府案は、それでも薬事・食品衛生審議会食品衛生分科会食品規格部会というれっきとした厚労相の諮問機関を通っている。しかし、日本政府案についてのこの部会会議は二〇〇三年一二月九日に、大学教授などの委員一三人のうち九人が出席して開かれたものの、議事録によれば、審議が行われたのはただの一日どころか一時間四〇分に過ぎなかった。

それも、時間のほとんどは厚労省食品安全部長の挨拶、事務上の発言、配付資料の説明などに費やされ、内容についての実質的な審議は、世界に逆行する案への憂慮を委員の一人が表明したことくらいだった。

日本人のカドミウム摂取量を推計した先の新田氏からその解析方法に関する説明もあったが、委員からは質問の一つも出なかった。委員たちの経歴を見る限り、推計学に通じた人はいそうになかった。

事の経過は一つの方向を指し示す。コメのカドミウム基準値については、そもそも〇・四ｐｐｍという いわば絶対防衛線を初めから厚労、農水両省が敷いていたということだ。

ではなぜ、〇・四ｐｐｍに厚労、農水両省は固執するのか。

以前に、コメのカドミウム基準値を一・〇ｐｐｍと厚生省が定めた時に、それとは別に、一・〇ｐｐｍ未満〇・四ｐｐｍ以上のカドミウムを含むコメも、前記のように、消費者対策として農水省は食用から外した。

それは、コメのカドミウム自然濃度の上限が〇・四ｐｐｍくらいと厚生省側が実地調査で判断したことが支えになっている。付近に汚染源がない通常の土地で穫れる玄米でも、カドミウムはそれくらいの濃度まで含んでいるので、この水準の濃度なら有害とみるべきではない、というのが厚生省側の主張だった。

しかし、厚生省側が調べた地点はカドミウムの人為的汚染地で、件の玄米は汚染米だったことを、浅見氏が検体の採取水田まで突き止め、先の反論文書で証明している。従って、〇・四ｐｐｍというものには、カドミウム対策の何らかの行政措置の尺度とするいかなる根拠も、もともとなかったのだ。

全否定したくない

とはいえ、〇・四ｐｐｍを下限とする対策の枠組みのなかで行政は過去三十数年動いてきた。それを覆すことは、これまでの厚生、農水行政を両省が自ら全否定することになる。

それに、一・〇ｐｐｍのいまの基準値を今回の日本政府案の〇・四ｐｐｍに低めるだけでも、新たに相当量の国産米を販売、加工禁止にしなければならなくなるが、それが〇・二、〇・一へと引き下げられることになったら、カドミウム汚染米は、さらに大きな量に膨らむと予想される。対策費もかさむだろう。

二〇〇〇年から〇三年までの玄米の調査結果を見ても、一・〇ｐｐｍ以上のカドミウム汚染米は、計四七〇八点の分析点数のうち三点だけと発表されているが、一・〇ｐｐｍ未満〇・四ｐｐｍ以上だと、それだけで一五五点にのぼる。

そんな中で、神通川以外の前記三地区のイタイイタイ病とともに、神通川を含む五地区の腎臓障害も、公害による健康被害として関係法律による救済の対象にしなければならないのだが、そうされていない。

現地調査も繰り返し、各地のイタイイタイ病、腎臓障害に詳しい千葉大学大学院医学研究院の能川浩二教授はいう。

「神通川以外の三地区でのイタイイタイ病、神通川も含めた五地区での腎臓障害の発生は、学者の間では常識だったが、学問の成果は行政に反映されなかった。イタイイタイ病をさらに各地で認めたら、大騒ぎになると恐れたのかもしれない。公害被害としての腎臓障害にしても、行政が認定を始めたら少なくとも数千人にのぼる可能性がある」

コメのカドミウム基準値づくりの場合も、大ごとになるのを嫌う同様の行政心理の影響を無視できないようだ。

第II章　カメムシ農薬二万トン

カメムシという小さな虫がいる。稲の実の汁を吸うので「害虫」といわれるが、このカメムシに関する問題を探求すればするほど、近代日本の弱点が露わになってくる。古来の金言通りに、微小な事にも一切が詰まっているのだとすれば、カメムシの話も、ここでは必須である。

昆虫のカメムシをめぐって取材を始めた直接のきっかけは、秋田県南秋田郡大潟村で二〇ヘクタールの稲作をしている今野茂樹さん（五〇）から、疑問を記したｅメールが、「アエラ」編集部に届いたからだ。

今野さんが、地球温暖化の原因の一つである水田からのメタンガス発生を減らす栽培を始めてかなり経つが、二〇〇二年からはカメムシの関係の問題提起も始めた。カメムシに絡む不審は、二、三〇年前から稲作の現場ではくすぶっていたが、やっと一人の農業者に積極的な行動をとらせるまでになった。

稲が実り出す乳熟期に穂に止まり、籾の隙間から口部を刺して澱粉を若干吸うのがカメムシだ。体長はミリ単位からセンチ単位まであり、種類は多い。

検査制度が招く撒布

口部のこの差し込みだけならともかく、カメムシが吸った跡はコメ粒に斑点として残る。問題は、その斑点米の密度がごく僅かでも、農産物検査法に基づく規格検査の際に、コメの等級を落とされてしまうことだ。稲作者の収入は、それだけ減る。

大潟村で今野さんは、

「コメのこの検査制度が無意味な農薬散布、一層の環境汚染を産地に強いている」

と、語った。詳しく見てみる。

一九五一（昭和二六）年に公布された農産物検査法（章末註参照）は農産物の規格を定めている。玄米は現在一、二、三等級と規格外に分けられる。このように等級づけする尺度の一つに、七四年に追加された着色米の密度がある。

着色米が玄米一〇〇〇粒に一粒しか含まれておらず、かつ他の条件も満たしていれば、それは一等級に格付けされるが、着色米が一〇〇〇粒に二～三粒あれば、その一点だけでこの玄米は二等級に、四～七粒だと三等級に、それ以上だと規格外に落とされる。

カメムシの痕跡が一ミリを超えていれば、農産物検査法令では着色米とみなされるので、そんな跡が一〇〇〇粒に二粒でもあれば、その玄米はそれだけで二等級となる。

厳密にいうと、着色米の混合密度は重量比のパーセントで表され、二等級に格下げされる場合の着色米密度は〇・二～〇・三％となっているが、分かりやすくするために、コメ粒の重量は等しいと仮定して、一〇〇〇粒に二～三粒と書いた。

見逃せないのは、流通業者が稲作者から玄米を買う価格が、一等級と二等級で一俵（六〇キロ）当たりおおむね六〇〇円から一〇〇〇円程度も違う、ということだ。稲の作付面積、収穫量、二等級の発生割合によって、この価格差による収入減は異なるが、一〇〇〇粒に一粒か、二粒かの違いで一戸が数万から数十万円、経営規模によってはそれを大きく超える損失を被る。従って、稲作者は普通、末端の行政、農協の指導の通りに対カメムシ農薬を繰り返し散布し、徹底防除に邁進することになる。

秋田県農業試験場で虫害を担当する新山徳光主任研究員は、

「稲の葉や茎なら虫に食べられても、その株全体が駄目になるわけではないが、カメムシの被害は、（相当量の玄米の等級が落ちることで）そのまま大きな損害額に繋がってしまう」

と指摘する。

カメムシ農薬二万トン

それにしても、憂慮されるのは農薬の害である。いまカメムシに対しては有機燐系、ネオニコチノイド系、合成ピレスロイド系、カーバメイト系の殺虫剤が使われているが、これはクモその他の、カメムシの天敵昆虫も殲滅してしまう。

カメムシに限ったことではないが、農薬を撒布する面積は通常、発生面積を大きく上回る。効果を上げるためだ。農林水産省の統計によると、直近の二〇〇二年度のカメムシの発生面積は水田で四八万六二八七ヘクタールだったが、防除面積は一一三万一二八三ヘクタールで、発生面積の二倍を大きく超えた。

散布期に販売された殺虫剤の量から今野さんは、全国で二〇〇二年に消費された対カメムシ農薬は二万トンくらいにのぼると推計する。これだけで、〇二年農薬年度（〇一年一〇〜〇二年九月）の日本の殺虫剤出荷量の約一八％を占める。

農薬、化学肥料に依存する慣行稲作から脱し、約一二ヘクタールの田畑を経営する山形県東置賜郡高畠町の伊藤幸蔵さん（三七）は、こう語る。

「日本の事なかれ主義が（カメムシ問題を通して）見えてくる。カメムシの多発を生む原因を取り除くのでなく、農薬を撒いてコメの顔さえ綺麗にできるなら、それでいいということなんでしょう。この国は、表面を取り繕えばオーケーなんでしょう」

伊藤さんは九年前に「ファーマーズクラブ赤とんぼ」という有限会社を設立した。農薬、化学肥料型からそうでない栽培へと田畑のすべてか一部を転換させた周辺の少なからざる農業者の収穫物を「赤とんぼ」から販売したり、そうした田畑の作業の受託もこの会社でしている。

「ネットワーク農縁」という組織をやはり九年前に結成し、「赤とんぼ」と似た事業を進めている山形県新庄市の非慣行稲作者高橋保広さん（五八）も、

「（生産者、行政とも）目の前のことしか見えていない。次に来るつまずきは大きいのではないか」

と、憂える。

法律と現実のちぐはぐ

しかし、カメムシならカメムシに対して、しかるべき農薬を適期に限なく散布する全

国体制が、一九五〇年（昭和二五年）にできた植物防疫法によって完璧に作り上げられている。カメムシも、「斑点米カメムシ類」として、この法律の指定有害動植物の一つとなっている。農水省消費・安全局植物防疫課防除班が総指揮し、同じく植物防疫法によって各都道府県に置かれている「病害虫防除所」が発生の動向を調べ、情報を発する。空中散布、共同防除といった地域での一斉防除も行われる。法律の定める条件に沿った散布なら、農薬、防除器具の購入費の二分の一まで補助金が出る。

一方、農産物検査法を所管する農水省総合食料局食糧部消費流通課農産物検査班の責任者は、こう説明する。

「農産物検査法自体は、農薬を使わせる法律ではない。どういうやり方であろうと、斑点米が出てきさえしなければいい。斑点米が目につくと消費者から流通業者に文句がくる。斑点米があるのとないのとを同じ規格で扱おうというのはいかがなものか。（コメは過剰なので）コメの規格はもっと厳しくしてくれ、という声が流通業者から出ているくらいだ。一等米なら、着色米を一〇〇〇粒に一粒ではなくゼロにするとか」

しかし、防除第一線の例えば秋田県農林水産部病害虫防除所の担当者は述べる。

「コメの規格が厳しいから、それに合格するには、カメムシ防除の体制を整えていないとならない。等級が落ちると、生産する側の（収入の）痛手はけっこう大きい」

農産物検査法と植物防疫法は、無関係の法律なのだが、こうみてくると、現実には一本の法律のように機能してしまっていることが分る。

ところが、いまやコメの流通業界には、玄米、精米から着色米などを取り除く色彩選別機が広く導入されていて、カメムシの斑点米などは、一般の消費者が店頭で買うコメには、まず含まれないようになっている。

もともと一等級、二等級という農産物検査法での規格は、穫れたコメが流通業者に渡る時点の格付けに過ぎず、流通段階で調整されて消費者に売られるコメには一等、二等などの区別はない。そんな表示も無論見られない。

価格差が撒布に拍車

一等級と二等級などの価格差は、稲作者と流通業者の間の問題で、消費者には無関係なのだが、この価格差をつけられないようにとカメムシ防除の農薬散布が猛推進され、環境汚染が深まる。そして、この一点で話は、消費者も含めたみんなに関わってくる。

加えて、この価格差には見落とせない問題がある。先の今野さんに聞いてみよう。

「一等米と二等米などの価格差は、色彩選別機によってはじかれたコメの量、購入した選別機の減価償却費など、一切の関係経費を積み上げてもなお及ばないほど大きく膨らまされている」

今野さんは自ら、その計算をした。東日本のある大手コメ販売会社の役職者に尋ねても、今野さんの分析は正しいと認められる。

コメの流通段階のこの過剰利得は、コメ売買の自由競争を禁止した旧食糧管理法（一九四二〜九五年）の後遺症だが、ともあれ流通業者に収穫米を売る稲作者は、一、二等級などのこの大価格差で損害を受けないようにと、対カメムシの農薬散布に、環境破壊を承知で力を入れることになる。

栃木県の旧足尾銅山による鉱毒災害を追及し、対策に身を砕いた明治期の政治家田中正造を例に引いて、化学技術者出身で公害研究者の宇井純沖縄大学名誉教授（七二）は、考える。「何事であろうと、目をこらさないと問題の全体像は少しも見えてこない」

漫然と眺めていれば、あの鉱毒被災地もただの荒れ野としか見えない――との趣旨の言葉を正造は残した。思考不能の怖さを突いた正造のこの述懐は、そのままカメムシ問題にもあてはまらないか、と宇井研究者は思うのだ。

農薬投入でも猛発生

実際に、これほど農薬を投入していても、カメムシは近年、猛発生している。

二〇〇三年と〇四年の統計はまだ不明だが、二〇〇〇年度以降の三カ年の水田での発生面積の平均は、一九九〇年代の約五割増、八〇年代の約二倍にのぼる。二〇〇二年度の発生面積四八万ヘクタール台は、その年の水稲作付面積の約三割を占める。発生面積だけなら、カメムシより酷い病気、虫害は幾つかあるが、これほどの増え方をしているものはない。

二〇〇〇年に農水省は、こんな文書を作成している。水田でのカメムシ発生面積が一九九九年度にそれまでの三〇万ヘクタール台から五〇万ヘクタール台へと急増した諸原因、対策をまとめたものだが、その中に次の一節が織り込まれた。

「航空防除及び地上の共同防除を取りやめた地域において、斑点米カメムシ類の被害が増加した」

農水省側のこの主張を、ＮＰＯ法人「民間稲作研究所」の稲葉光國代表（六〇）は、こう批判する。

「空中、地上の農薬散布、生態系を無視した基盤整備で長いこと水田に生き物が生息できないできた。部分的に空中散布、共同防除をやめたところで、カメムシの天敵がすぐに十分に復活するとは考えられない。そうした全体状況を視野に入れずに、カメムシの被害の増大と空散、共同防除の取りやめを短絡するのはおかしくないか」

稲葉代表は、研究所のある栃木県河内郡上三川町（かみのかわまち）で一・七ヘクタールを借り、自ら脱慣行の稲作をしている。

「カメムシ対策が農薬一本になってしまうところに日本の近代技術の歪みがある。農薬散布が多いと、体調を崩す人が年配層に目立つ。私のところは一切農薬を使わないが、カメムシの被害は出ない」

全土汚染の中の例外

稲葉代表の水田には、たくさんの種類のカエル、クモがいて、カメムシを食べる。アマガエルは稲の穂にまでよじ登る。専門に立ち入ることは避けるが、化学物質を投入しないだけでなく、稲の穂が出る時期をカメムシの発生期から外す稲作をしたり、天敵のカエルとなるオタマジャクシや、カエル、クモの餌となる虫を増やす栽培を工夫し、実行している。

カメムシが生息する水田畦畔などの草の刈り取りも、おろそかになっている一般の産地とは違って、稲葉代表は五回も行うが、カメムシの発生期には逆にやめる。カメムシの食べ物を奪ってカメムシを水田の稲穂に追いやる効果しかないからだ。木の実が山に乏しくなり、クマが人里に現れる現象と同じ条件をつくってはならない、と稲葉代表はいう。

カメムシ防除の国家システムが轟音をあげて自動回転している中で、今野さんは秋田県内のとりあえず五六県市町村議会に、「不必要な農薬使用を助長する農産物検査制度の見直しを求める陳情書」を提出した。二〇〇四年一〇月一三日現在で、六議会は不採択となったが、七五％の四二議会が採択し、八議会で継続審議となっている。

無農薬、無化学肥料のコメなので、山形県の伊藤幸蔵さんも高橋保広さんも独自の販売先を持っている。伊藤さんは「赤とんぼ」に色彩選別機を備え、自ら斑点米などを除去している。

高橋さんは、色彩選別機は持たず、自家精米を直売先の消費者にそのまま買ってもらっている。その精米を見た限りでは、斑点米は一粒も目に入らなかったが、送り先によっては、

「これ何ですか」

と、聞いてくるそうだ。

「カメムシです」

と説明すると、

「ああそうですか」

と、了解してくれるという。

しかし、こういう話は、対カメムシ全土汚染体制の中の、なお例外でしかない。

註

コメの検査制度

関係法律の改正で二〇〇四年四月からコメも完全に自由売買になったので、農産物検査法による規格検査を受けるか否かも自由だ。しかし、日本農林規格（ＪＡＳ）で産地、品種、産年を表示する時は、農産物検査法での規格検査によって、それらが証明されていなければならない。このため、稲作者のほとんどは、農産物検査法による規格検査を受ける結果になっている。

第Ⅲ章　田まわりの百姓一一人の水死

農業は、日本にとって大きな環境汚染源、環境破壊源となっている。しかし都市住民の多くは、日本の農業の実相をよく知らない。二〇〇四年に繰り返し襲来した集中豪雨、台風の際に高齢者が次々と水田周辺で命を落とした。その悲しみを通して日本の農業の特質に目を向けてみたい。ここからも、日本の近代技術文明の特徴が、眼前に見えてきそうだ。

訪ねた地域は、繰り返し襲来したこの何カ月かの台風や豪雨で、どこも深く傷ついていた。九州、中国、四国、淡路島、近畿、北陸、南紀と。廃木、何かの残骸類が田んぼにそのままさらされている。

話はまず、二〇〇四年七月一七、一八日に福井県北部を見舞った集中豪雨に遡る。

昔は福井県丹生郡西安居村末といい、いまは福井市末町と呼ばれる六四戸の農村集落がある。蔵のある家も混じり、蔵の白壁には家紋が見える。二〇〇四年一二月で金婚、つまり結婚五〇年を迎えるはずだった林寿雄さん（七六）とヨシコさん（七一）の夫婦は、そんな家々のなかでは割にひなびた一軒に暮らしていた。

所有する水田は、妻ヨシコさんによると、減反分の面積も含めて「七反半か八反」だった。一反とは約一〇アールのことだが、農村部によっては、田んぼなどの面積を表す単位として、その一〇倍の町（一町＝約一ヘクタール）とともになお普通に使われている。反の規模の水田は、採算規模がいまや一〇ヘクタール前後か、それ以上へと移りつつある日本では極めて零細だ。

「何かにつかまれ」叫ぶ妻、流される夫に狂乱

豪雨があがった二〇〇四年七月一八日午後二時半ごろ、「本折の田んぼを見に行く」と寿雄さんは妻ヨシコさんに告げた。本折とは、ひと山越えた福井県丹生郡清水町本折のことだが、末の集落からはそう遠くない。そこにはやはりヨシコさんによると、「一反一畝の田んぼが一枚、九畝弱が三枚」あった。一畝は一反のさらに一〇分の一である。

本折のこの田んぼは、林さん夫婦が、兼業を含めた稼ぎで自ら買ったもので、親から譲られたものではなかった。

その水田の脇には、道を挟んで、水路が走り、この水路の、道とは反対の崖側に、寿雄さんが自分で造った作業小屋が立っていた。そして、道と小屋をつなぐ、これも本人手造りの橋が水路にかかっていた。寿雄さんは、激流をせき止めるようにして橋に引っ掛かっていた木材類などを取り除こうとしていた、と妻は記憶する。そんな一瞬、「あっ」と、寿雄さんが声を発した。ヨシコさんが顔を向けると、寿雄さんが流されている。「父さん」と叫び、ヨシコさんは追い掛けた。走るより流れのほうが速い。ヨシコさんは狂乱した。叫んだ。

「何かにつかまれ」

少し先で水路は、道をくぐって左へとかなりの距離を迂回してまたその道に近づく。水路が戻る付近に本折の集落がある。ヨシコさんは瞬時に先回りを考え、そこの人家へと道を直進した。助けを求め、叫び続けた。

本折の一軒の家から男性が一人出てきて、流れに飛び込んだ。後にその男性に直接聞いたところによると、寿雄さんのシャツをつかんだが、いつまで離さないでいられるか分からなかった、という。しかし、間もなくもう一人男性が飛び込み、寿雄さんは、この二人によって水路から担ぎ出された。一人が人工呼吸をし、一人が脈をみた。絶望的のようだった。

反、畝単位の狭小の田を「一所懸命」で守る習わし

やがて、地元の消防署の救急車が到着し、福井市内の病院で死亡を確認された。顔には打ち身の跡が目立った。三面がコンクリートの、段差もある水路で揉まれ、痛めつけられたのだ。

本折の田んぼは穂が出かかっていた。寿雄さんは心配で、午前中も豪雨の中をその辺りまで行っていたが、一帯は水に浸かっていたらしい。午後には降りやんでいたが、そんな所に一人ではやれない、とヨシコさんは思い、一緒に行って、夫の惨事を目のあたりにすることになった。放心のまま月日が過ぎ、このところいくぶんか立ち直りかけている。「あまりにもつらかった。頭が変になってしまっていました。父さんは田んぼが大事で大事で。命を懸けた田んぼだったのかね」

相次ぐ台風と豪雨という二〇〇四年後半の一連の災害で、死者・行方不明者は合わせて二〇〇人を超えた。朝日新聞社の全国取材網で調べ得た限りでは、そのうち、林寿雄さんのように、田んぼや関連する水路などの様子を見に出かけて亡くなった、それも高

齢者、年配者の例が、林さんを含めて少なくとも一〇県で一一人（八〇歳代一人、七〇歳代四人、六〇歳代五人、五〇歳代一人）を数えた。

なぜ、危ないと分かっていながら、田んぼへ向かったのか。猛風雨にさらされようと、用、排水口を操作して田んぼの水はけを少しでもよくしようとしたのか。日程の関係などから、実際に遺族のところまで足を運べたのは七人だが、明確な共通点があった。

反、畝単位の狭小な水田でも、それを、手立てを尽くして必死に、「一所懸命」に守る心、習わしが、少なくともある年齢層以上の人々には、義務感のようになお廃れず、息づいている。

「一所懸命」とは「一生懸命」の語源と辞書には書いてある。自らの土地、よりどころをとことん大切にするという精神からきた言葉のようだ。その「一所懸命」は、敗戦により日本を支配した連合国軍総司令部（ＧＨＱ）の指令で、一九四七年（昭和二二年）から五〇年にかけて農地改革が実施されたことによって拍車がかかった。多くの小作農業者が悲願の土地所有者になれ、たとえ小さな土地であろうと、それを掌中の珠のように見る感覚が農村部に強まった。

「ご飯」「飯」に見られるように、そもそも日本では食事とコメは一つの単語で表現されてもきた。食生活が多様化した現在とは違って、かつての日本はコメが命の糧だった。

「一粒でも無駄にしてはいけない。罰が当たる」といった観念は、規模に関係なく、稲作者によってはなお心から消え去っていないことも分かった。

もちろん日本ではかなり以前から、農業外の所得で農村部の暮らしも支えられ、裕福な人も目立つ。そんな中では、田畑に手間ひま掛けても割に合わない場合が多い。五年ごとに行う農林水産省の農林業センサスをもとに計算すると、二〇〇〇年には日本の田畑の一五・四四%が耕作放棄か不作付けの状態にある。これまでの趨勢からみて、この数字は二〇〇五年にはもっと上昇している可能性がある。

消えた田んぼに悲痛の痕跡、先祖の土地は減らせない

しかし、そんな状況のなかでも、一連の犠牲者は、生育、収穫期はもとより、それ以後も、田んぼ、関係する水路、施設への心配から、大嵐の中でも、その直後でも、そこを見回り、命を落とした。

宮崎県東諸県郡(ひがしもろかた)高岡町内山の海江田貞雄さん(六三)の家の近くの水路は、台風二三号の影響で二〇〇四年一〇月二〇日朝、激流と化していた。その水路が県道をくぐる暗渠に廃木類が詰まって溢れ、猛流が道路を越して反対側の低い水田に滝のように落下していた。付近には貞雄さんの田んぼもあり、収穫を終えた稲の束が穂を下に向けて掛

けてあった。近所の人たちも心配していることを知り、貞雄さんはじっとしてはいられなかったようだ。

胸まで水に浸かりながら貞雄さんは、廃木を除いて水路を通したが、溢れていた水が一挙に水路の暗渠に流れ込んだ勢いで、そこに吸い込まれてしまった。水路が注ぐ川にまで流され、夕刻に遺体がその川の下流で発見された。

妻の道子さん（六一）によると、所有する水田は「四〇アール（四反）だが、減反分を除くと三〇アール（三反）ちょっと」という。福井市の林さん夫婦の場合よりもっと小さな面積だが、貞雄さんは稲作が好きで、上手で、暇があれば田んぼに行っていた、という。経済的には実入りの乏しい規模なのに、夫婦で兼業、副業をしつつ、稲作を続けた。

全国で八〇人以上が犠牲になった同じ台風二三号で岡山県井原市大江町の坂本昇さん（七五）も、家から遠くない自分の水田で不運に遭った。驚嘆するのは、その田んぼが、道路と、それに沿った低い水路の間のほんの二、三メートル幅かそこらの細い隙間に、へばりつくように造られていた、ということだ。長女によると、その面積は「五〜六畝（五〜六アール）で、（家の裏手の）こっちは八畝、合わせても一反ちょっと」と、いう。

家族や近所の人の話を総合すると、一〇月二〇日昼前に激しい風雨の中を田んぼの見

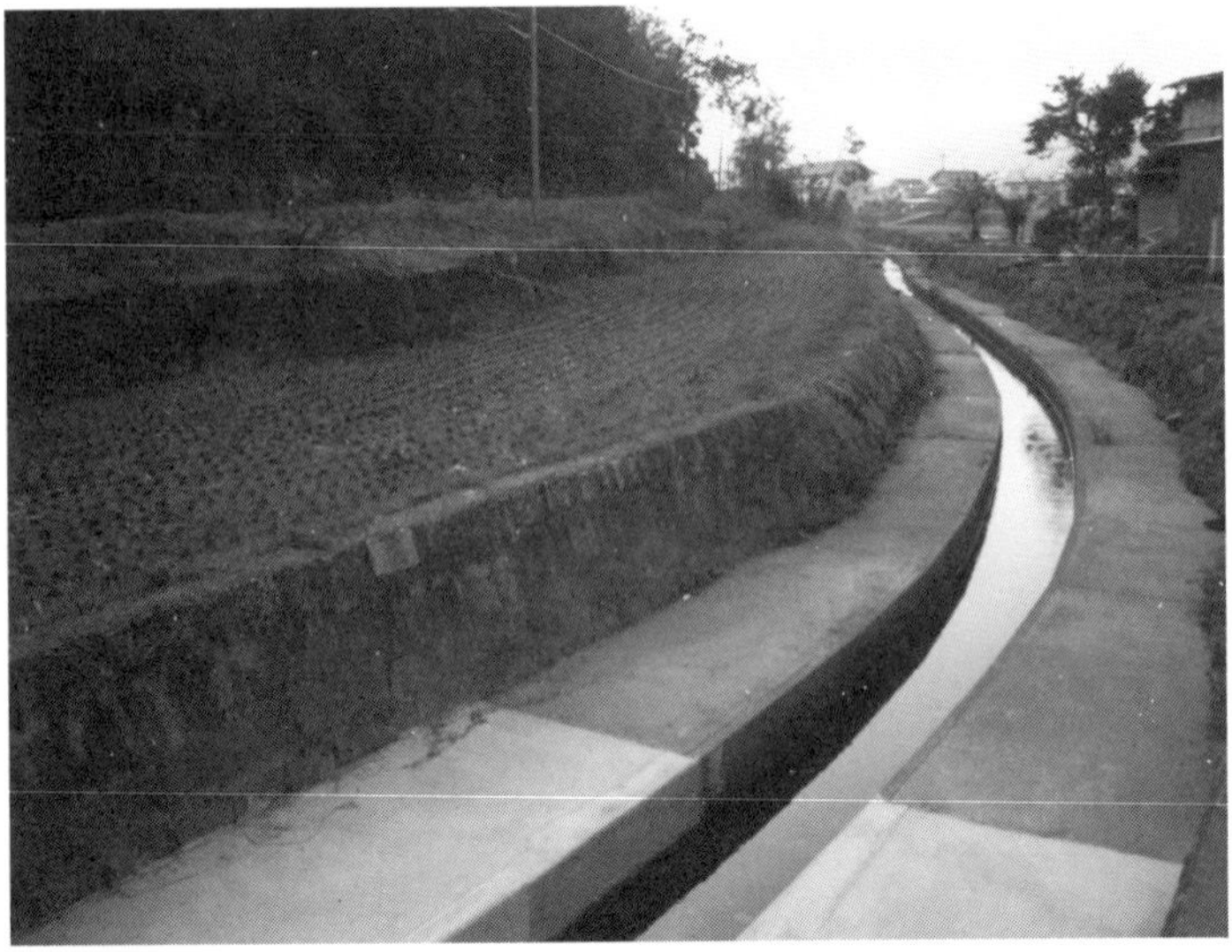

坂本昇さんが転落した、道路（写真上部）と水路にはさまれた田んぼ。この面積の稲束の一つが流れても、「もったいないと思ったのでしょう」と坂本昇さんの妻は言った

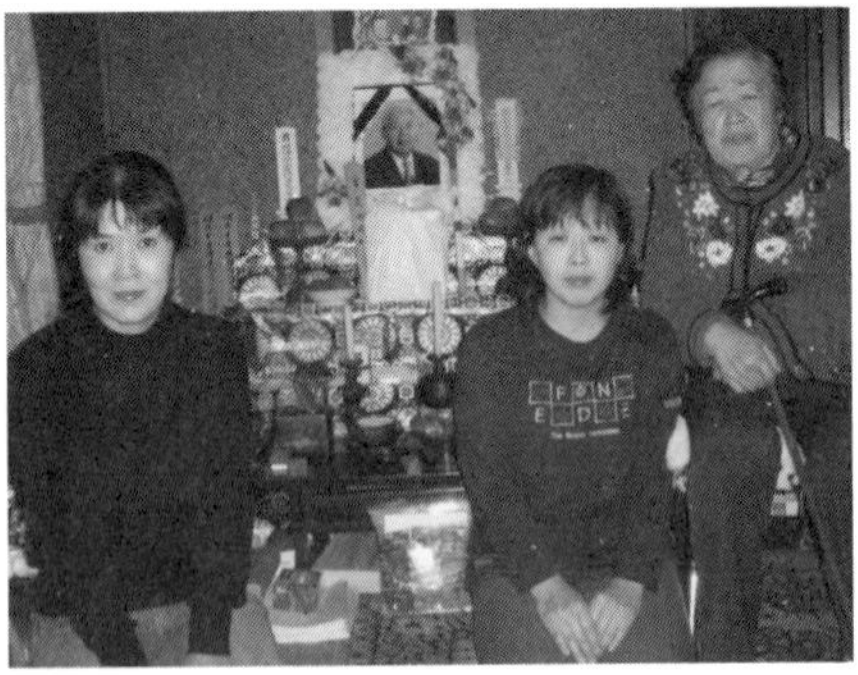

坂本昇さんの遺影。妻（右端）は足が不自由で座れない。長女（左）と長男の妻（右）が助けにきていた

回りに行った坂本さんは、道路と水路の隙間の田んぼに掛けてあった稲が、支柱ごと水路に倒れているのを見た。引き起こそうと家から鳶口を持ってまた出たが、その作業中に激流に落ちたようだ。遺体は、水路が注ぐ川の下流で四日目に見つかった。坂本さんが消えた田んぼには、すべった跡や鳶口が残っていた。

自宅のある辺りは、かつては水田地帯だったが、いまは混住地だ。そんな環境のなかでも、そして定年まで職を持ちながらも、親から受け継いだ一反余を精魂込めて作り通した。量からすれば、夫婦、親族の分くらいだが、長女によると、そもそも物を大事にする「昔人間」だった。

淡路島の兵庫県津名郡津名町大町畑の倉尾福住さん（七三）も、妻みよ子さん（七二）によると、何反かの田んぼを蓮根に転作したりして実際に稲作をしていたのは「一反半くらい」だった。やはり夫婦、親族の分を賄う程度だ。それでも、「先祖からもらったものは減らさんように」と、福住さんは言っていた。

一〇月二〇日午後二時半ごろ、台風二三号が荒れていたさなかに福住さんは、「水を見に行ってくる」と出て、戻らなかった。水が引いた後の、そう遠くないよその田んぼで夜半に、消防団関係者が遺体を見つけた。頭を強打した跡があり、増水した水路に落ちて流されたようだ。妻みよ子さんは語る。

「夜に昼によく働く人だった。台風といえば、いつも水を見に行っていた」

夫婦は、二〇〇四年五月に、金婚の表彰を新聞社主催の催しで受けている。みよ子さんはこの一〇年ほどの間に二度も腰の手術をし、いまも体は不自由だが、それをおして繰り返し付近を捜し回った。

周りはみな耕作放棄地「行くなと言っても……」

三重県北牟婁郡海山町小山浦の川端佐保子さん（五八）が、九月二八、二九日の台風二一号で夫の忠也さん（六三）が絶命した辺りに案内してくれた。高台の集落から坂を下がってすぐだったが、一目見て、立ちすくんだ。一帯は、すすき、雑草が高く生い茂る荒野だった。耕作放棄地なのだ。その中で一カ所、収穫を終えた田んぼと、転作田とみられる所があった。この前者の方が忠也さんが丹精を込めていた圃場の一つで、妻によると「一反八畝」だった。もっと離れたところにあるのと合わせても「三反半」だ。

町役場によると、小山浦地区の農地一二ヘクタールの半分弱が、所有者の高齢化や後継者難で耕作放棄状態となっているが、忠也さんの田んぼは、そんな砂漠の中のいわばオアシスのような印象だ。

妻によると、忠也さんも勤め人だったが、しばらく前に父を亡くしてから、兼業で前記の水田と約六畝の畑を一手に引き受けた。会社勤めから離れたこの二年間は、田畑に専念していた。

台風二一号の時、田んぼの刈り入れは済んでいたが、忠也さんはそれでも早朝に田んぼを見に行き、いったん戻ってまた出た。そして帰らなかった。夕刻、先の自分の田のそばの耕作放棄地で、水が引いた後に発見された。医師はほとんど即死だったと診断し、近くの山間からの鉄砲水にやられたのではないか、とみた。

「父さんは必死になって仕事をし、田畑も趣味のようにしていた。あの台風の中を行かせてしまった自分を責めてきたが、行くなと言っても行ったと思うんです」

と、佐保子さんは話す。

荒れた山からの警告

本題からはやや外れるが、ここで兵庫県丹波市役所青垣支所の大谷吉春支所長の警告に触れる（丹波市は青垣町など六町が合併し、二〇〇四年一一月一日に発足した）。

「山に保水能力が全然ない。この辺の山は、木の密度が高い杉、檜（ひのき）の人工林なので、山の表面は草も生えずにがらがらだ。水を溜める緩衝力がなく、山も急峻なので、豪雨には耐えられない。木が成長すると共に間伐をして、山に光を当て草を生やさないといけないのだが、ほとんど放置されてきた。密植され、間伐されないから、木々はひ弱になり、ちょっとした風雨でもすぐ倒れる。土石も流れ、川を浅くする」

以前から全国的に問題視されている事態だが、大谷支所長はその難題を管内でもろに抱える。この危機感は、台風二三号で丹波市青垣町東芦田の塩見峰一さん（六九）が死亡したこととも無関係ではない。

峰一さんの妻日出子さん（六九）によると、塩見家も、田んぼの実耕作面積は「二〇アール（二反）」程度で、やはり夫婦、親族分にほぼ見合うくらいというが、その零細規模の栽培にも峰一さんは力を尽くしていた。ただ、峰一さんの不慮の死は、直接には、道路を隔てた家の前の川に転落したことによる可能性が強い。遺体は、その下流の田んぼに流されていた。

普段は、石ころしか底に見えないその川が、台風二三号で突如として激流になり、方々で堤防を削っていた。そんな状況を川べりで見回る峰一さんの足元が脆くなっていたのではないか、と推測されている。日出子さんは言う。

「この川は、水の無い川として知られているんですが、大雨の時は急に水が出る。さっと出て、さっと引く」

取材した時の川は、もう乾いた石ころだけだった。

犠牲者たちに、不思議にもう一つ共通していたのは、みんな几帳面な人たちだった、ということだ。「一所懸命」にも磨きがかかっていただろう。

確かに、反、畝単位の面積であろうと守ろうとする少なからざる農業者の「一所懸命」は、専業者への水田の集中、規模拡大を阻んではいる。だが、五〇アール（五反）の実稲作面積、三〇アール（三反）の転作面積を持ち、退職後はそこで農業に専念するという香川県さぬき市長尾支所の岩沢勉支所長（五六）は、こうみる。

「自家消費だけの水田でも、六〇歳くらい以上の人にとっては大事なんです。僕らの年齢があるいは限度かもしれないが、勤めの給与所得を割いて農業機械を買っても、農地は大切にしようとするんです」

さぬき市でも台風二三号で、やはり農家の高齢者が同じように亡くなっている。

稲作、農業の大規模化が日本のめざす方向としても、零細規模であろうと「一所懸命」に取り組んだ、日本の農業史、いや日本史を彩る心根そのものまでを失っては、大規模化も空洞化する。

そして、妻たちが証言する犠牲者の几帳面さは、日本人の真面目ではなかったのか。

3部

無農薬への挑戦

第Ⅰ章　米

二〇〇四年の痛ましい事件を見つめつつ、とりあえず2部第Ⅲ章で日本の農業の特質を眺めてみたが、3部でこの課題にさらに深く入りたい。コメなど主な作物、産品ごとに日本の農業現場を歩いてみる。日本では、農業総生産額はとうに巨大企業一社の売上高にも及ばなくなっている。その限りでは農業は、日本では一小産業でしかないが、食べ物を生産するという最も基礎的な産業であることに変わりはない。コメ、牛乳は自給しているし、野菜、果物もそれに近い。しかし、1部、2部第Ⅱ章で見た農薬散布などにより、日本列島の環境を自ら破壊し、そして食べ物の安全性についても厳しい追及を受ける立場にある。1部、2部で考え続けてきた日本の近代技術文明の性格を、農業という、生物、化学、物理にまたがる総合技術の担い手を照らしつつ摘出したい。まずコメから始めよう。


わりあい薄着だったので、下北半島の寒さはこたえた。

恐山山地に近い青森県下北郡東通村目名の山崎孝悦さん（四三）を訪ねたのは、この稲作者の二〇〇三年産米の一〇アール（約一反）当たり収量が三、四俵だったからだ（一俵は六〇キロ）。青森県農林水産部内で知らされた。

日本全体のコメの平均反収はこのところ五二〇～五三〇キロ前後、つまり八、九俵だ。作況指数は、一定の方式でその年のコメの一〇アール当たり「平年作」を計算し、それを一〇〇として出す。作況指数が日本全体で「九〇」に落ち、「著しい不良」と農林水産省から年末に最終的に発表された〇三年でも、全国の一〇アール当たり平均反収は七俵台だった。

だが、山崎さんの三、四俵は、二〇〇三年の夏の下北半島の寒さのなかでは見事な収穫量だった。山崎さんや東通村役場によると、一帯では皆無作もあちこちに出た。青森県の「南部・下北地帯」の全体でも、〇三年産米の一〇アール当たり収量は七八キロ、つまり一・三俵、作況指数は「一四」だった。

なぜ三、四俵という「豊作」であり得たのか。山崎さんは、こう語る。

「丈夫な苗でないといけない。祖父の口ぐせは、稲は苗づくりが大事ということだった。父もそうだ」

門外の人でも、当たり前の常識論と思わないか。しかし、日本の大勢は、これとは反対の方向を辿った。長いことこの国の稲作は、ひ弱でも稚苗を水田に密植するやり方できた。

稚苗・密集田植えが農薬を不可欠にした

山崎さんは強くなった成苗を八ヘクタールに疎植している。二葉から二・五葉が稚苗、四葉以上が成苗と普通いわれる。山崎さんが疎植する苗は五葉以上である。技術上の細かい点は省略するが、密植は苗を文字通り密に、疎植は疎らに植えることだ。

三〇〜四〇年前の昭和四〇年代から日本では田植え機が普及し始めた。腰を深く屈め、苗の一株一株を手で植える古来の労苦から稲作者は解放された。稲作技術の大発展だった。井関農機が端緒を切り、他の大手農業機械メーカーもすぐ後に続いた。この時の田植え機の基本形がいまも変わらない。それが稚苗・密植式だ。

苗箱で育った苗を、箱から取り出して、箱形のまま田植え機にかけ、機械の爪で固まりのなかの何本かずつ苗を掻き取って水田に刺していく。これが慣行稲作の田植え機だが、この方法だと、苗箱にぎっしり密に播かないと、田植え機の爪が土のところしか掻き取れない場合が生じ、水田のあちこちに欠株の空白ができる。このために、稠密に播種することになるが、そうなると、苗箱の苗は猛烈に混み、稚苗以上には育てにくくなる。

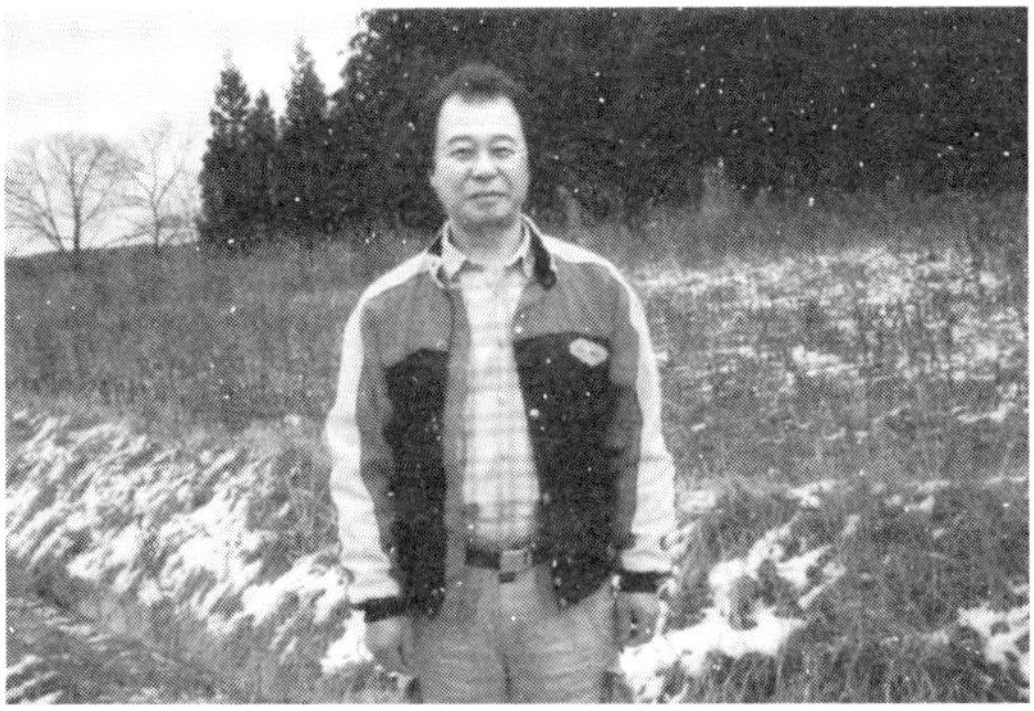

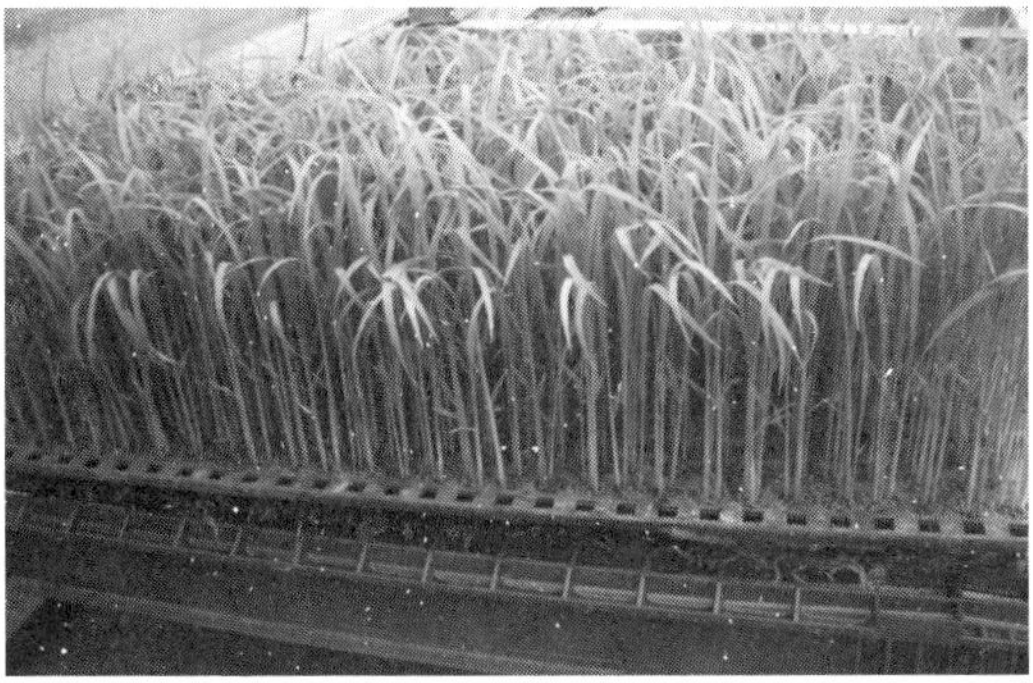

山崎孝悦さん写真（上）は、成苗・疎植のポット式田植え機の優秀性が今度の大冷害により実証された、という。写真（下）の苗は、「みのる産業」で撮ったポット式の育苗。伸び伸びとしていて大丈夫そうだ

一方で、労力を強いる水田への密植は、田植え機が、正確な間尺で簡単にやってくれる。密植にすればするほど単位面積当たりの収量も増えそうだ。コメが過剰となり、生産の縮小へと日本が本格的に追い込まれたのは昭和四五（一九七〇）年からだが、日本の水田は稚苗・密植式の田植え機で覆われた。苗箱への播種も密だから、比較的少ない苗箱で水田への密植も支えられる。

しかし、このやり方では、苗箱、水田ともに過密で風通しも悪く、病菌、害虫の猛発生地となる。苗も、ひょろひょろで虚弱だ。そこで稚苗・密植式を成り立たせるには、種、苗箱、水田への殺菌、殺虫剤の猛投入が必要となる。たとえば、たまたま目にした青森県当局の「平成一三年度農作物病害虫防除基準」によると、種子、苗箱の土壌、播種後の消毒が合わせて数回、田植え後の除草に少なくとも一回かそれ以上、殺菌、殺虫にそれぞれ数回ほど農薬が投入されるか、その可能性が強い。他の都道府県もそう変わらないようだ。

こうしてこの数十年、日本の稲作地帯は、後記のように世界でも飛び抜けた農薬散布地と化した。

丈夫に育った苗を疎らに植えて高収穫

この不自然で普遍性を欠いた稚苗・密植の蔓延に心を痛めたのが、岡山県赤磐郡山陽町に本社を置く農業機械メーカー「みのる産業」の創業者故生本実氏だった。新田植え機を開拓する生本氏の辛苦と、その機械についての説明は割愛するが、根も張り、茎も太く丈夫に育った苗を疎らに田植えする成苗・疎植式田植え機の開発に「みのる産業」は成功し、一九七九年から発売した。新田植え機はポット（壺）式と呼ばれる。

しかし、日本の農業機械市場は、農業協同組合系統とも繋がる稚苗・密植式の大手メーカー何社かが大きく押さえていた。気象の条件からも稚苗・密植では稲作がやりにくい北海道辺りを除くと、新機械は思うように普及しなかった。

だが、下北半島の山崎さんの成苗・疎植稲作は、一四年前にポット式を導入することから始まった。

全国も下北半島も、一九八〇年、九三年、二〇〇三年と近年に三度大冷害があった。八〇年の時、山崎さん一家は大打撃を受けた。自家用米を確保するのがやっとで、コメの収入はゼロになった。一九歳になり、心を燃やして就農したその年に、山崎さんはつまずいた。山崎さんの勉強が始まる。そして知ったのが成苗・疎植のポット式田植え機だった。

この田植え機を入れて初めての一九九三年の大冷害では、山崎さんも被害は免れなかったが、一帯では好収穫だった。山崎さんに続いてその後、地元で三人が同型機を買い、成苗・疎植へと進んだ。二〇〇三年は、うち二人が山崎さんと変わらぬ収量で、一人も周りよりはよかった。

同じように耐冷性品種を植え、栽培技術も平準化しているなかでの著しい収穫格差は、成苗・疎植を外しては説明できない。

丈夫な苗で勝負する山崎さんは、例年も一〇アール当たり五〇〇キロ以上、つまり八俵を大きく超える収量を上げる。周りの稚苗・密植は、好条件の年でもそこには届かない。

その山崎さんの最大の課題が、無農薬稲作への挑戦だ。すでに農薬の投入は、前述の青森県の指針を大幅に下回っている。

「周りに何もなく、自分の田んぼが独立していればともかく、水田はみんな繋がっているので」

山崎さんは無農薬をめざし、地域の糾合へと向かっている。

農業は「死の産業」、化学物質で環境破壊

一方、比較的大規模に水田を経営しながら、稚苗・密植、農薬投入の慣行稲作から成

苗・疎植、無農薬へと完全に転換した人々も、この二〇〜三〇年の間に確実に増えている。

宮城県遠田郡田尻町蕪栗の伊藤正己さん（五七）もその一人だ。収穫の行き先は県内と首都圏の三生活協同組合である。下北半島のような激甚な冷害には遭わなかったとはいえ、二〇〇三年の作況指数は宮城県も「六九」と、相当の打撃だった。周りの慣行稲作は反収が二、三俵、一俵半という中で、伊藤さんは立派に七俵半だった。

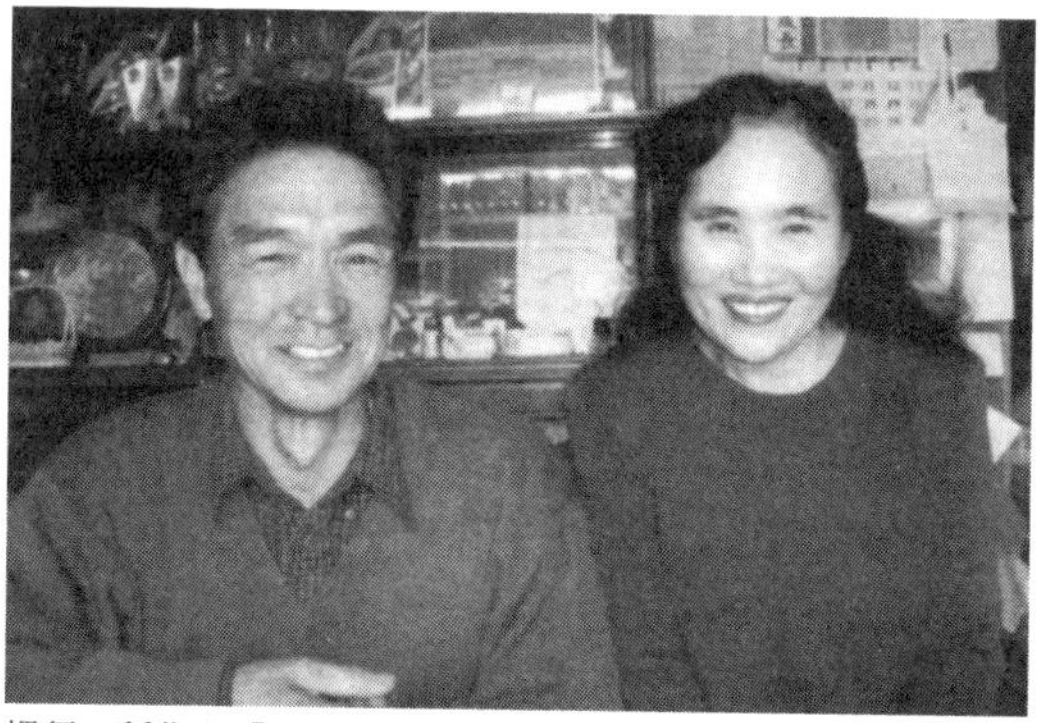

慣行の稲作を「死の産業」とみる伊藤正己さんと妻。伊藤さんの水田には水中昆虫がいっぱいいる。それが本来の大地、水田なのだろう

無農薬・無化学肥料で伊藤さんは四・二ヘクタールの水田を作付けし、例年は安定して一〇アール当たり九俵ほど穫れる。付近より一俵ほど多い。伊藤さんは、成苗・疎植のポット式田植え機をすでに一七年間使っている。田植えの苗はやはり五葉以上だ。

かつては伊藤さんも、農薬をふんだんに撒く稚苗・密植の慣行稲作をした時期がある。空中散布

も含めて、「素晴らしい稲づくりだ」と思っていた。だが、それは稲の生理を無視した全く間違った稲作だと、次第に分かってきた。成苗を疎植し、たくましく育てれば、日本の稲作の持病のような稲熱（いもち）病にもかからずに済む、と覚った。

水田の貸し手や作業委託者が見つかり、利水の都合もよければ、無農薬稲作をいまよりさらに大規模に展開できる、と見る。現状では慣行稲作とそう変わらない生産費もだいぶ引き下げられそうだ。

静かな語り口の伊藤さんだが、慣行の稲作、いや農業そのものを「みどりの産業」ではなく「死の産業」と捉えている。伊藤さんは、一九九九年七月一六日に旧農業基本法に代わって公布された「食料・農業・農村基本法」にも驚く。第三条にはこう記されている。

「国土の保全、水源のかん養、自然環境の保全……等……農業生産活動が行われることにより生ずる……多面にわたる機能」

森林、草地を破壊して土壌を剥き出しにし、そこに単一植物を一律に栽培するという国土、環境破壊性が農業の本質である。そして、化学物質の多用によってその破壊性にとりわけ拍車をかけているのが日本の現実だ。法の記述は事実とは逆の虚偽と、伊藤さんは自分の経験から分かっている。

伊藤さんは、そういう認識からも、単位面積当たりの日本と諸外国の農薬使用量、国産米の安全性にも強い関心を示す。

昭和三〇年代には有機水銀剤を多用

安全性検査の制度と結果は章末の註の通りだ。水田ないし農地の単位面積当たりの農薬使用量の比較については詳しい資料が乏しい。ただ、三〇カ国が加盟している経済協力開発機構（ＯＥＣＤ）が二〇〇二年五月二七日に「ＯＥＣＤ環境保全成果レビュー対日審査報告書」を公表している。それによると、一九九〇年代後半の時点で、作付面積一平方キロメートル当たりの農薬使用量が日本は年間一・五トンにのぼる。これはＯＥＣＤ加盟国平均の六倍と突出している。

また「アエラ」一九九二年二月一八日号は、化学株の顧客向けにイギリスの証券会社が作成した世界の農薬販売額報告の九〇年版をこう紹介した。

「世界の農民に、稲作用として売られている各種農薬の、金額でみて半分前後が、依然、日本一カ国で占められている。この報告によると、日本の稲作面積は、世界のそれの一・四％に過ぎないのだ」

慣行稲作からの脱却の意味を理解するためにも、慣行農業体制を象徴する二つの代表的な農薬に触れる。一つは有機水銀剤、もう一つは有機燐剤である。

旧農林省農業技術研究所の一九六六（昭和四一）年度年報に「有機水銀剤のイネへの浸透と移行」という研究論文が掲載されている。文責はその研究所の病理昆虫部の二つの研究室となっている。それによると、散布された有機水銀剤は、稲の葉と根からコメ粒へと移り濃厚に集積する、と確実に解明されている。論文はこう締めくくられる。

「イネとくに米粒中の残留水銀の毒性については十分究明されなければならない重要な問題である」

有機水銀化合物は、脳神経を侵し、死者、心身障害者を多数生んだ水俣病の原因物質だ。熊本県水俣湾周辺の住民に多発する異常な症状は、当時の新日本窒素肥料水俣工場が排出する有機水銀化合物と因果関係があることが、まさに昭和三〇年代に熊本大学医学部の研究陣によって明確にされつつあった。化学、農薬の業界、関係官庁は戦々恐々となる。農協系の農薬メーカーであるクミアイ化学工業の『クミカ三〇年史』（一九七九年発行）の記述がそう語っている。

一九六六（昭和四一）年五月六日付でついに当時の農林省は「非水銀系農薬の使用促進について」という事務次官通達を関係方面に出す。使用の自粛を求める、いわゆる行政指導だった。そして同年度に、先の論文も掲載された。だが、有機水銀系の農薬について法的措置は何も取られず、登録の期間が切れて自然失効するに任された。当然、在庫は消化されただろう。

だが、実は、これより一〇年ほど前の昭和三一年にも、同じ研究所の人が同様の研究結果を学会で発表していた。しかし、三一年と四一年の間の空白の一〇年間、有機水銀剤の生産量は急上昇していた。

水俣病を起こした有機水銀化合物と農薬のそれには毒性の違いがあるといわれる。では、有機水銀化合物を高濃度に含むと前記論文からも断定できる国産米によって、日に三回の米食をしていた日本人や日本居住者の脳が損傷を受けなかったのかどうか。調べ得た限りでは、今に至るまでいかなる追跡研究もなされていない。コメの有機水銀含有濃度の全国的調査すらなされていない。

紙を張って雑草を生やさない田植え機

一方の有機燐は、二〇〇三年一〇月三〇日付の朝日新聞に、米国の研究チームが有機燐化合物の遅発性神経毒性の究明に成果を上げている事実が報じられた。このニュースは、一九九九年一一月付で当時の東京大学先端科学技術研究センター先端学際工学講座の中島貴子助手が東京高等裁判所に提出した論文の重大性を裏付ける。

この論文は、「スミチオン」などの商品名で多用されているフェニトロチオン（ＭＥＰ）という有機燐系殺虫剤の毒性の評価を、日米の担当当局が近年それぞれどう行ったかを詳細に比較研究したものだ。新しい農薬基準に関するある取り消し請求訴訟の原告側の「意見書」として出された。

中島さんが重視するのは、毒性評価に至るまでの日米行政当局の対処の違いだ。米担当当局の環境保護局は、この農薬のメーカーである住友化学から提出された論文に限らず、参考にすべき関係論文、資料を幅広く多数集め、種々の追加データも住化その他に要求した。だが、日本の厚生省は、利害当事者の住化側から出された資料のみを検討の対象とした。

例えば、長野県内の児童に慢性眼疾患が一九六〇年代から集団的に発生したことと有機燐系農薬との因果関係が、日本で長いこと問題化したことがある（フェニトロチオン系農薬は六一年から農薬取締法に基づく登録が始まった）。米側はこの因果関係を追及した日本の研究者の諸論文も入手し、追跡研究までして因果関係を確認したが、日本側はこの問題を無視した。

結局、中島助手は、フェニトロチオンの毒性の評価に関して、「日本の評価結果は（米国に比べて）科学的信頼性が高くない」との結論を下した。

ただ、そんな日本でも、農業の人体、環境破壊性を少しでも和らげようと努める農業者たちは後を絶たない。

近年、農業機械メーカーの三菱農機が紙マルチ式田植え機を鳥取大学研究陣などと提携して開発した。水田への除草剤投入はゼロにしたい、との考えによる。水田に再生紙を張り、その紙の上から苗を刺し込んでいく。紙で太陽光線を遮り、草を生えさせない技術だ。もともと木質だから、紙はやがて水田で腐植する。原料は段ボールだが、化学物質のインキで印刷されている部分は除かれている。

抑草効果は、実験、実用のなかで実証されている。だが、田植えの速度の低下のほか、新機械の費用、紙代などの経費がかかる。にもかかわらず除草剤ゼロへの大挑戦に手を挙げる稲作者が全国的に現れている。

例えば、宮城県登米郡南方町ではいま、合わせて六〇ヘクタールほどがこの紙マルチ式で田植えされている。

借地も含めて二一ヘクタールの水田で作付けしているその町の佐々木徳久さん（四一）は、一回だけ除草剤を使う稲作を八ヘクタールで、残り一三ヘクタールはこの紙マルチでやっている。以前からの無農薬栽培を広げたくても、除草をどうするかという大障害があった。そうした時に紙マルチのことを知り、二年前に導入した。

同じ町内の氏家良之さん（五二）は、九年前から自分の水田のうちの若干の面積で紙マルチ式を始めた。七年前から他の二人とグループをつくり、三人で三人の所有面積のうちの計約八ヘクタールに共同で紙マルチ式田植えをしている。

佐々木さんも氏家さんも、身内に慢性皮膚炎の一種であるアトピーに悩む人がいた。

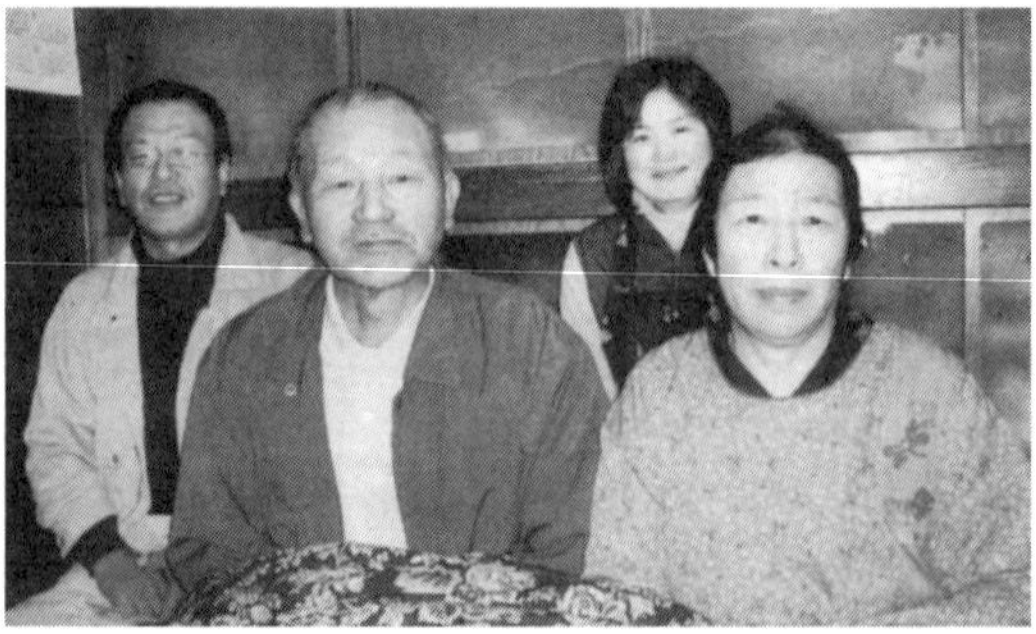

21ヘクタールの稲作農家である佐々木徳久さん夫婦（後列の2人）と両親。佐々木さんは、抑草で紙マルチにかなうものはない、という

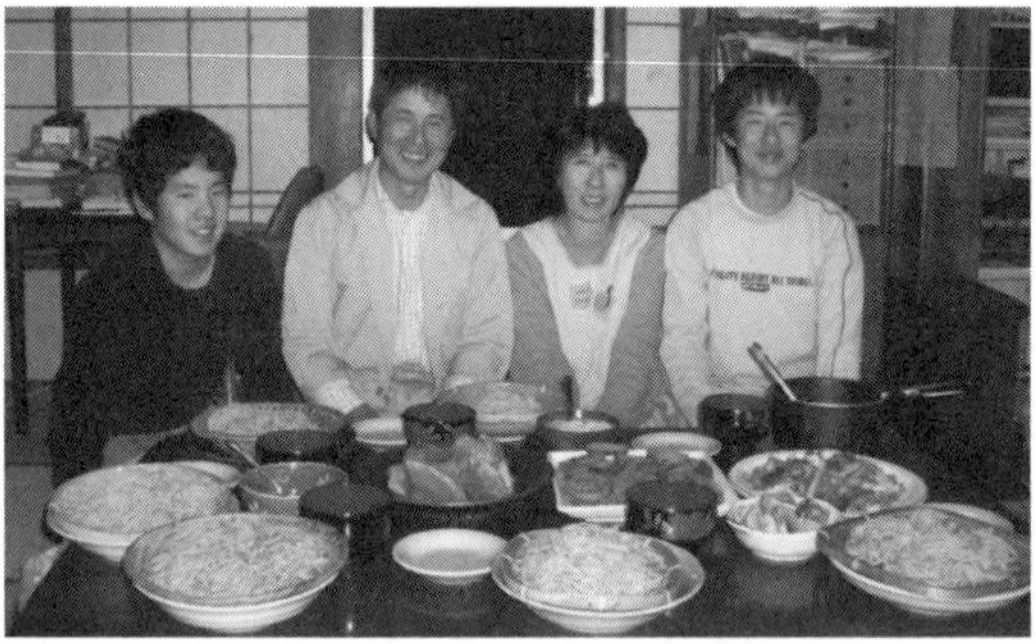

只見川に沿う深山幽谷のなかで2.3ヘクタールの無農薬・無化学肥料稲作をする小松正信さん夫婦（中央）の一家。右端が中学3年の長男、左端が同1年の次男。ある日の夕食の場だ

この症状については、食べ物が化学物質で汚染されていることとの関連も医学界で指摘されている。

只見川に沿う深山幽谷の福島県大沼郡三島町西方の辺りは、兎、狸、狐、貉（むじな）、ニホンカモシカ、熊などが出没し、蛇はうじゃうじゃいる。ここで小松正信さん（五二）は、無農薬、無化学肥料で二・三ヘクタールの稲作をする。この山中なら、大規模とみるべき広さだ。

本来の所有地は四〇アール程度だが、農地を多少は持っていても、実際は勤めで暮らしていたり、後継者のいない人たちが、小なりと専業の小松家に土地を預けた。

小松さんは、農薬を自ら扱うこと自体が何より嫌だった。いまでは種も、無農薬のものを買って、自分で木酢液に浸して消毒する。一般的な田植え機だが、その限界ぎりぎりに成苗・疎植にしている。

青々した水田の上は燕は舞わない

各地の稲作者を訪ね、印象深かった話の一つに触れる。

稚苗・密植式の水田は、田植えとともに一帯がいかにも青々とし、見た目にも映えるが、成苗・疎植のそれは緑に乏しく、一見貧相だ。しかし、やがて、草色が満ちる密植のところより、疎植の上で燕が舞い始める。前者の田には各種の農薬が投入され、燕の餌でもあり、稲の害虫の天敵でもある小生物類が一掃されてしまう。後者には、そうしたことがないか限られる。飛び交う燕を見れば、いずれが「死の水田」で、いずれが「生の水田」かが分かる、という。

そういえば、伊藤さんの水田は、クモ、トンボが断然増え、数年前からカブトエビが現れた。

日本の慣行稲作の頽廃を見かねて、県立農業高校での教師生活を打ち切り、一九九七年に「民間稲作研究所」(一年後にNPO法人に)を設立した栃木県河内郡上三川町の稲葉光國代表(五九)はいま、稲作に関する情報の、数少ない集積、発信者の一人となっている。実際に水田を借りて栽培もする。

稲葉代表は、成苗・疎植こそ冷害に勝つことが、二〇〇三年の状況で実証された、とみる。無農薬の人々は成苗・疎植と重なる場合が多い。無農薬は、丈夫な苗、稲を前提とするからだ。

この記事に登場した人たちは、かつて日本の農業を支えた江戸時代の「本百姓」に当たるのではないか。みな働き盛りだ。後継者のことはまだ問題ではない。

註

コメの安全性検査

国際取り決めによる一九九五年度からの義務輸入米は、買い入れ主の農林水産省が輸出側の産地を含めて二段階の検査体制を敷き、さらに厚生労働省検疫所が到着地でも検査する。国際取り決めによる九九年度からの高関税自由貿易米は厚労省検疫所が着地で検査する。基準値を超える残留農薬が検出されれば、国内に入れない。

例えば二〇〇二年度義務輸入のインド米はマラチオン（日本の基準値〇・一ｐｐｍ）が〇・九ｐｐｍ検出され、その船のインド米全量（十七・〇トン）が輸入を止められた。

一方、国産米については、一九九三年度から農水省が各産地で毎年の産米を検査している。基準値を超えては出ていないが、濃度を問わなければ農薬が検出された点数は、二〇〇二年産で二五一点にのぼる。全調査点数の一二・五六％を占めた。有機燐系殺菌剤のエディフェンホス（ＥＤＤＰ）が一部のコメで残留基準と同水準で検出されたが、基準値を超えていないので国内で販売された。

重金属カドミウムの検査は、国産米については残留農薬とは別にされ、しばしば検出される。二〇〇二年産では九四五調査地点のうち、販売加工が禁止されている一・〇ｐｐｍ以上が一点、非食用に向けられる〇・四ｐｐｍ以上一・〇ｐｐｍ未満が三〇点検出された。前者は焼却され、後者は工業用糊などに回された。しかし、現行の日本の基準値、調査精度の甘さには内外から疑問が出ている。2部第Ⅰ章「カドミウム汚染基準値、中国の五倍はなぜなのか」参照のこと。

第II章 野菜

窒素系肥料の多投入によって、日本の土壌、水系、作物などは硝酸性窒素によって激しく汚染されている。硝酸性窒素は体内で亜硝酸性窒素となり、酸素不足を引き起こす。一方で、硝酸性窒素は体内で強い発癌性物質も生む。しかし、この現実を克服しようとする人が日本にまったくいないわけではない。

互いに無関係な三人なのだが、いずれの栽培ハウスも、入った瞬間に声を発せざるを得なかった。

「うわぁ、すばらしいですね」

茨城県つくば市上郷の石田静男さん（六五）のイチゴ、熊本県阿蘇郡阿蘇町蔵原の辻正之さん（五一）のホウレン草など、そして、長崎県北高来郡高来町溝口名の森好晴さん（六八）のニラである。

三人とも農薬、化学肥料は一切使わずに栽培し、成功している。だが、それを意識しての感嘆ではない。いずれの作物にも生気がみなぎっているのを感じたのだ。

石田さんがイチゴを摘んでくれた。手触りは意外に堅かったが、エナメル質が光沢を放っている。食べると、深い甘さだった。

辻さんは、豚肉と、穫ってきたホウレン草とのしゃぶしゃぶを圃場でご馳走してくれた。旨い。窒素肥料を多投して栽培したホウレン草だと汁が黒ずむそうだが、目にする鍋の中は澄んでいた。

森さんは、ニラを根元から千切ってくれた。かじってみたら、柔らかく、うっすらと甘みがあった。

三人とも、以前は農薬、化学肥料を多投する慣行農業を周りと同じようにしたり、農業者にそうした栽培をやらせる立場にいたりした。だが、その誤りが分かり、ある時期に完全に脱却した。冷笑や敵意に遭いながらも、無農薬、無化学肥料の、合理的で普遍的な栽培を確実に進めている。品質、収量とも慣行農業を超える。

農薬・化学肥料ゼロだと立派なイチゴが作れる

イチゴは、菌や、虫による傷があの赤い色に僅かでも付いたら、売り物としての価値はなくなる。イチゴが専門の栃木県農業試験場栃木分場によると、栽培地、栽培方法の違いによって病菌、害虫の防除も異なるので、農薬投入の実態を捉えることは不可能というが、石田さんによると、慣行だと多い場合は、イチゴを収穫中の数カ月の間だけでも殺菌、殺虫剤を四〇回以上はかける。

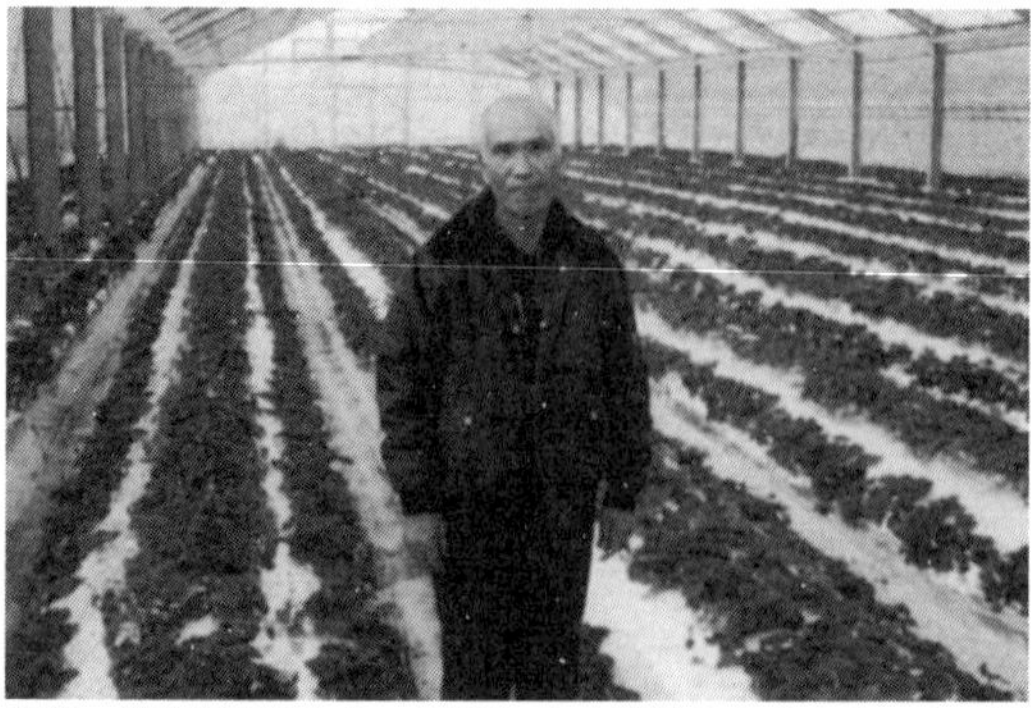
殺菌、殺虫剤を使わない石田さんの苺はそのまま食べた。別の農園では無理

しかし、石田さんの場合はゼロだ。見逃せないのは、土壌の微生物界、そして栄養分の釣り合いが、石田さんの圃場では立派に回復されていると思われること、ハウスの温度、湿度の調節が巧みに工夫されていることだ。

かつては石田さんも、農薬、化学肥料に頼った慣行農業をしていた。このため、石田さんの圃場の土壌は、微生物界の生態を含めて、甚だしく破壊されていた。孫に食べさせようと、一〇年前に、農薬、化学肥料を使わずに苺栽培を始めたが、病菌、害虫に悩まされ、売り物になるような物は穫れない。ほとんど無収穫の時もあった。

だが、石田さんは、諦めなかった。窒素分がほどほどの堆肥やコメ糠などを投入して土壌の均衡を取り戻すよう試みた。ついに六年目くらいから輝くようなイチゴが穫れ出した。糖度計で測ると、甘味も慣行栽培のそれを格段に上回っていた。

イチゴも生き物なので、外敵から身を守る機能を持っている。赤色に光る表面のエナメル質もイチゴの防壁だ。農薬は、このエナメル質まで壊してしまう。石田さんのイチゴがきらめいているのは、エナメル質が損なわれていないからだ。

硝酸性窒素濃度は慣行の一〇分の一以下

石田さんは、

「馬鹿でもできる百姓にやっとなった」

と、自信を滲ませて語った。農薬、化学肥料といった小賢しさに煩わされず、作物そのものを知ること――。この得心と、これまでの苦労が、この金句に凝縮されている。

先祖代々そこに住む石田さんは、二ヘクタールの田畑を所有している。その多くの面積で、イチゴのほか各種の野菜を、イチゴの前から無農薬、無化学肥料で作り始めた。苦心の末、見事な結果を得ている。

一方、ホウレン草の辻さんが就農したのは、つい一二年前の一九九二年のことだ。諸特殊法人、関係官庁を転々とする職員人生を、思うところあって打ち切り、農業への新規参入を異業種から求める熊本県の事業に応募した。

辻さんは自分が栽培したホウレン草の硝酸性窒素濃度を毎月自ら計測しており、それによると七〇〇ｐｐｍ前後が検出されている。慣行栽培の同濃度は一般に七〇〇〇～八〇〇〇ｐｐｍくらいであることを専門紙誌を通して知っている。硝酸性窒素濃度のこの著しい開きこそ前記の汁の色の違いの原因、と辻さんは推定する。

農業の人体、環境破壊性に関しては、農薬とともに窒素肥料多投の弊害が見逃せない。窒素肥料は環境中で硝酸性窒素に変わり、土壌、地下水、河川、湖沼、そして作物を、さらに飼料などを通して牛乳を汚染し、水系を経て井戸水、水道水にも影響する。硝酸性窒素が人体に入ると亜硝酸性窒素となり、酸素不足が生じるメトヘモグロビン血症を引き起こすことがある。乳幼児の場合は、窒息死の可能性もある。この硝酸性窒素は体内でＮ―ニトロソ化合物という強い発癌性物質も生む。

慣行農業では、葉の色をよくしたり、早く多収したりしようと、窒素系の化学肥料を乱用する人や産地がある。辻さんは、無農薬、無化学肥料だが、さらに非化学系肥料に含まれる窒素も減らそうと神経を使う。

ニラの森さんは実は、長崎県内の農業協同組合で長いこと慣行農業の営農指導をした。担当部長も務めた。しかし、一一年前に、定年まで二年を残して辞めた。

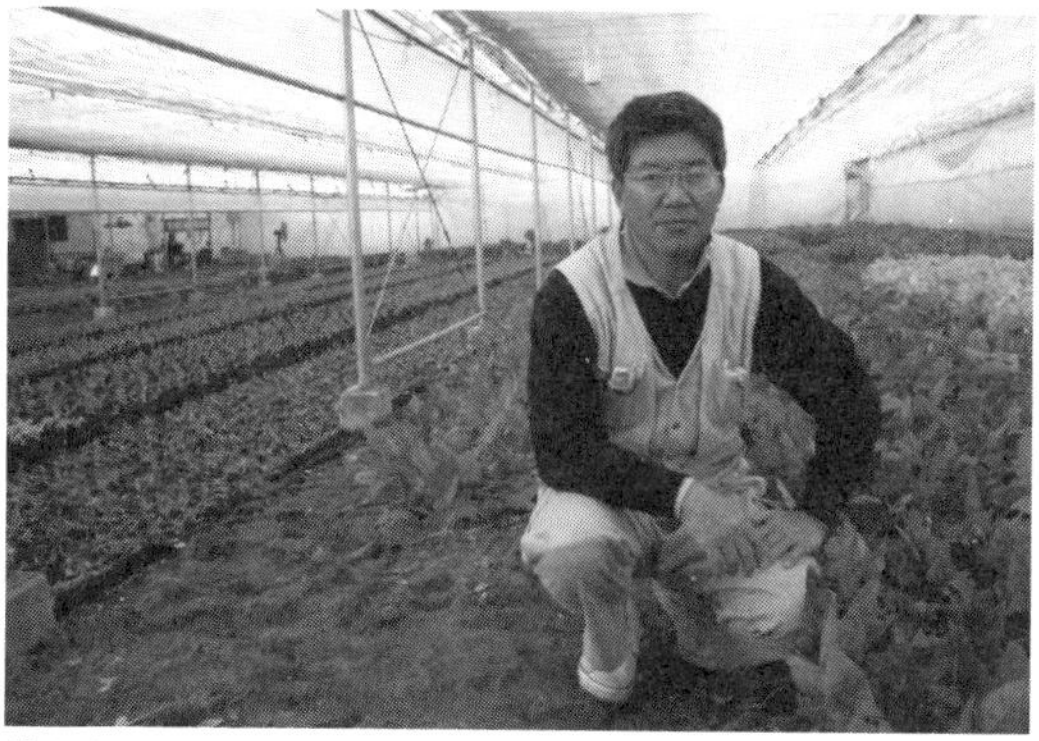

辻さんのホウレン草づくりは、新規参入者だからこそ成功したのかもしれない

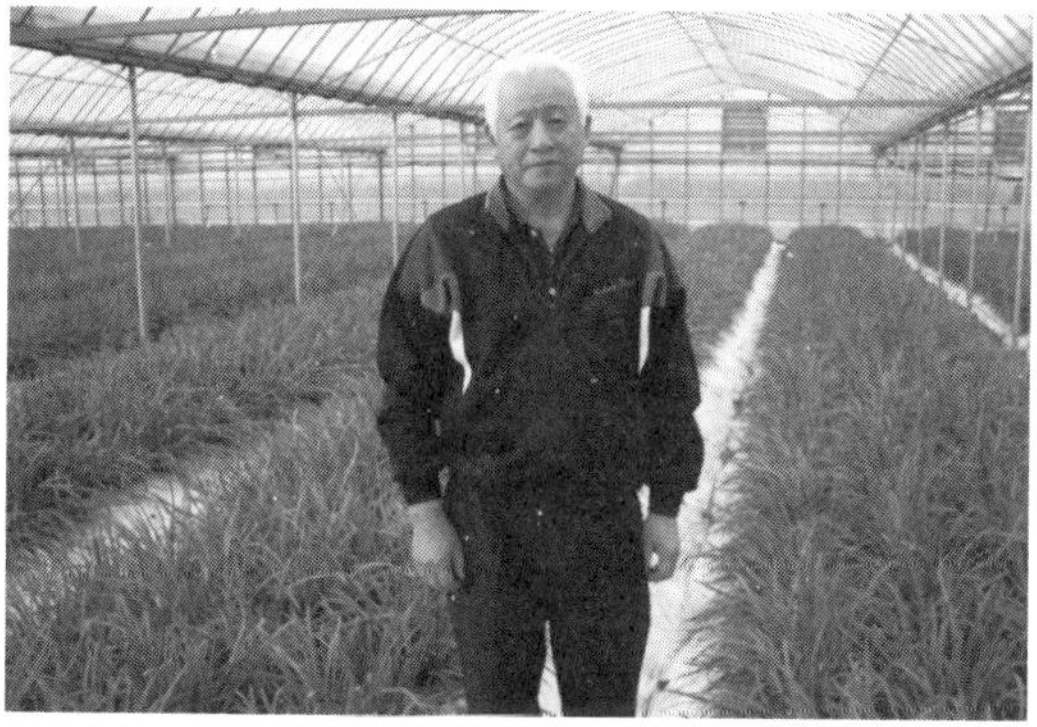

森さんは、慣行農業の営農指導という過去の失敗を取り返すようにニラ作りにはげむ

自分の過去を鞭打つように森さんは、農協、農林水産省を「過去の遺物」とみる。

七〇年代後半から流通業者も次々登場

森さんの人生の痛恨事は、農薬、化学肥料多投の栽培を御仕着せで農業者にやらせ、農業の現場を事実上、農協、慣行農業のロボット同然にしてきたことだという。作物の種類、販売についても、農業者の自主判断の余地はまずなかった。以前から「これでは駄目」と思いつつ、農協組織の一員として、その枠組みからはみ出せなかった。

ニラの慣行栽培では一〇～二〇回くらいは各種農薬を投じると、森さんは言うが、本人はいま、それとは一八〇度違うニラ栽培を、一・五ヘクタールの借地で自らやっている。

慣行農業からの脱出を、イチゴの石田さんは、こう語る。

「何を馬鹿なことを、何のつもりか、とほとんどの人が笑っていた。孤独だったが立ち向かった。経費はかかるが、当初は収入が生まれない。辛かった」

一方、辻さんは、就農の際に受けた営農指導のことを覚えている。熊本県、町、農協の側から何人もが一、二度集まった席で、従来型、つまり慣行農業をやるのが望ましいとの趣旨の話をされた。やがてその線から外れた時、辻さんは、関係する人々の態度から、こう感じた。「所詮は脱サラのまがい物」と烙印を押されたな、と。

森さんも、人々から「邪道」といわれた。

たまたま作物を味わう機会があった三人を例示したが、慣行農業からとりわけ個人で離脱する場合、実行者は、地元その他で一時期であろうと疎外される。日本の農業現場の一般的現象とみていい。

ところが、そんな閉塞状態の農業界に、流通業を通して多少とも風穴を開ける事業家たちが出てきた。無農薬、無化学肥料か、それに近い農産物を、消費市場に繋げたのだ。いずれも株式会社として、一九七七年に「大地」、八四年に「夢市場」、八八年に「らでぃっしゅぼーや」が設立されたのが代表例だ。いずれも数十億円から百数十億円の年商を上げている。

農業内部の慣行農業否定者に負けず、これらの流通事業家たちにも一刻者が目につく。例えば、「マザーズ」というしゃれた安全食料小売店を首都圏などの一七カ所に開き、卸、宅配、通信販売もする「夢市場」の小野敏明社長（五五）だ。

彼は、新潟県岩船郡神林村の農家の次男に生まれ、当時の集団就職で故郷を去った。除草剤ひとつ取っても、草取りの重労働からいかに村人を解放したか、どれほど農薬が村にとって「文明」だったか、小野さんは百も承知している。

その小野さんが、無農薬の作物をリヤカーで売り始めたのは、農業の人体、環境破壊性を糾弾した作家の故有吉佐和子さん（一九三一～八四年）の『複合汚染』発表が大きな動機となった（『複合汚染』は一九七〇年代半ばに朝日新聞に連載。後に新潮社から単行本で出版された）。この著作は、米国の生物学者レイチェル・カーソン（一九〇七～六四年）が、農業の人体、環境破壊性を告発した世界的古典『Silent Spring（沈黙の春）』（一九六二年に出版）の日本版と言えた。

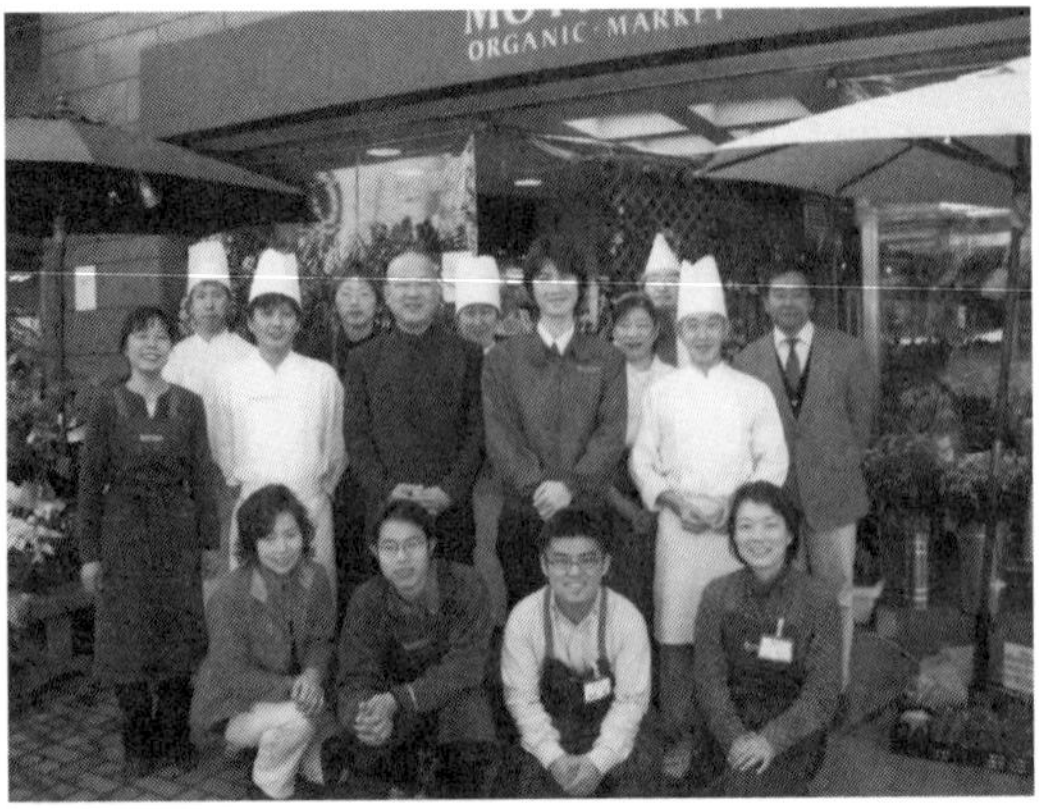
まっとうな食べものを子どもたちに届けたいという小野さんが起業した「夢市場」の小売店「マザーズ」藤が丘店のスタッフたち

東京都内で保育施設を営んでいた小野さんは、何を子供に食べさせたらいいのか、という思いに駆られた。茨城県内の農業者と話し、大丈夫という作物を仕入れ、都内で引き売りを始めた。それが今の会社の起点となった。仕入れる作物の栽培過程の検証、情報公開の徹底は、業務の根本として貫く。

三八年前に公布された野菜生産出荷安定法により農水省は、消費量が大きい一四種類の野菜を対象に、面積などの条件を満たした産地を指定し、価格低落の場合に生産者に補給金を交付するなどの優遇をしている。二〇〇三年末現在でこの野菜指定産地は全国で一一三七カ所にのぼる。かつて陸軍迫撃第一連隊の演習地があった後記の群馬県利根郡昭和村も、キャベツ、白菜、レタスの指定産地となっている。

この法律により指定を受けた産地は「生産出荷近代化計画」を作り、作付地の集団化とか、野菜選別の共同化、規格の統一などを図らなければならない。日本には、収穫量をあげ、形も色つやも揃ったぴかぴかの規格品をそろえるには農薬、化学肥料の投入が不可欠、という固定観念がある。そんな状況を助長し、野菜栽培による人体、環境破壊を激化させる役割を果たしたのが、この法律だった。

農薬使わない大根、葉に虫跡あると半値

自村がそんな産地の一つとなっていること自体に挑戦するように、昭和村赤城原の澤浦彰治さん（三九）は、無農薬、無化学肥料栽培の事業化を決意する。一二年前に着手し、一〇年前に会社「グリンリーフ」を設立した。昭和村、隣の赤城村、前橋市内に合わせて二〇ヘクタールを借地し、各種の野菜を生産する。

澤浦さんにはこんな経験がある。

春に収穫する大根に農薬はいらない。出荷間際になると、葉に虫が僅かに付かないこともないが、可食部でないので、売り物としても問題はない。しかし、ある時、群馬県内の市場で他の出荷者の大根が一箱（一〇キロ）一〇〇〇円以上だったのに、澤浦さんのはその半値だった。市場側に質したら、

「虫の付いている物を出してくるんじゃない」

と、叱られた。出荷直前に農薬をかけた毒性作物は高く売れ、安全な物は叩かれる。

一般論としてだが、青梗菜（チンゲンサイ）のことも澤浦さんから聞かされた。葉に一つでも虫の穴があると商品にならない。今は防虫網を使うので、その心配はあまりなさそうだが、以前は、出荷まで三日に一回は農薬を噴霧していた。市場では「綺麗だ」と評価されるが、出荷者の家では口にしない。市場へ行く、菜が詰まった箱からの農薬臭が鼻を突いた、という。

慣行農業を否定する事業を澤浦さんが野菜指定産地で軌道に乗せられたのは、制度の要件と重ならず澤浦さんたちが制度の対象外にされていたほか、澤浦さんの地元が、第二次世界大戦での敗戦の直後に全国的に実施された緊急開拓事業の一現場だったからのようだ。古くからの農業地と違い、開拓地は社会的縛りも希薄なのだ。

行政の指示には柔順と地元民も認める県民風土のなかで、行政が支えてきた慣行農業

を否定する野菜生産をやはり事業化した人もいる。茨城県行方郡北浦町次木の有限会社「くらぶコア」の五十野節雄社長（五一）だ。

会社設立から一〇年経つ。借地での自社生産と委託生産を合わせると三十数ヘクタールにのぼり、二十数人の勤務者と一四軒の参加農業者を抱える。

五十野さんの父は、慣行農業でタバコ栽培をしていた。当時の日本専売公社の完全管理の下でだ。半端でない農薬投入だった。タバコを乾燥させる部屋の壁には、タバコに残留していた農薬がべったりとくっついた。農薬との因果関係は不明だが、父は、還暦のころに肺癌で死亡した。ある年にタバコ栽培をやめるのと同時に、五十野さんは慣行農業から一気に今の方向へと切り換えた。

無農薬の供給増は可、需要さえあれば……

東京都八王子市小比企町の小杉吉己さん（五〇）も、二・二ヘクタールほどのなかで十数種類の野菜を、一九九〇年前後から無農薬、無化学肥料で作付けしている。慣行農業者が見学に来て、実績を信じないふりをすることもあるが、小杉さんは受け流す。

「無農薬ではできないと、やらないでいて思い込まないことです」

土壌消毒剤が液剤だったころは、風上にいないと、缶の蓋を開けただけで嘔吐する人もいた。液剤を土壌に注入すると、土の中でガス化する。ビニールで地表を覆い、ガスが逃げないようにする。ある時、そう遠くない所に警察のパトカーが駆け付けた。異様な臭気に付近の住民が、ガス洩れか、と通報したのだ。ある圃場に土壌消毒剤が注入されたまま、地面が被覆されていなかったのだ。

小杉さんによると、圃場が混まないように栽培中に間引く「間引き菜」は生産者の家では食用にしない。農薬が濃厚に残留したままだからだ。しかし、そんな物でも市場には出荷されている。

この取材をしていたら、過去の世界にタイムスリップしたような心境に陥った。「消費者が作物の見栄えを求めるので、生産者は農薬を多投することになる」という類の話をあちこちで聞かされたからだ。一九六〇~八〇年代に頻りと問題にされていた話である。この間、日本では時間が停止していたのか。

「夢市場」の小野社長によれば、無農薬作物の供給は増やしたいし、産地にもその用意はあるのに、需要が伴わない、という。無農薬での生産は、相当に手間を要したり、収穫量が減ったりする場合もある。それらのコストも織り込まれるため無農薬類は総じて割高になる。これも、需要を急成長させない要因かもしれない。

しかし、家族、自分のいのち、健康、環境に関心のない人々が日本では大多数、とは思いにくい。それらを守るには、野菜も、栽培過程の検証と情報公開に関して信用のおける、安全な農産物の販売会社や組織を通して、なるべく購入するしかないだろう。真っ当な農業者を知っているなら、その人から直接でもいい。百姓の本道を歩む、あるいは、そこへ進みたい農業者は、需要を待っている。

農水省の二〇〇二年度「食料・農業・農村白書」によれば、野菜の自給率は、重量で計算して〇一年度で八二％だ。人々はおおむね、日本で生産される野菜を食べている。輸入野菜の安全性にも気を配らなければならないが、国産野菜の危険性の影響度は、輸入野菜どころではない。

第Ⅲ章 牛乳

真似事をする人は、形だけでも本物よりもっと本物らしくみせようとする。そこに誕生するのは、本物とは似ても似つかぬ奇怪な代物だ。その典型例が日本の酪農である。この場合も、なお僅かな人数だが、そんな邪道に気がついている。


北海道浜頓別町の酪農家池田邦雄さん（五二）はうなるように語り始めた。

「衝撃なんていうもんではなかった。ニュージーランドは全部日本の逆だった。いうことなすことすべてがだ」

一九八五年に初めて酪農国のニュージーランドを訪ねた。この旅で一切が転換した。自分でももやもやしていた日本の慣行酪農についての疑問が氷解した。酪農という「輸入文明」を日本は履き違えていたことが分かったのだ。

池田さんは、祖父母が内地から入植し、三代目になる。現在、合わせて五九ヘクタールの放牧、採草地を所有し、四〇頭の搾乳牛、二五頭の育成牛を飼育する。

酪農を志したというより、長男として運命のように牧場を引き継ぐ結果になったというのが、本当のようだ。いずれにしても、父が残した借財の返済もあり、酪農での収入増に身を入れた。

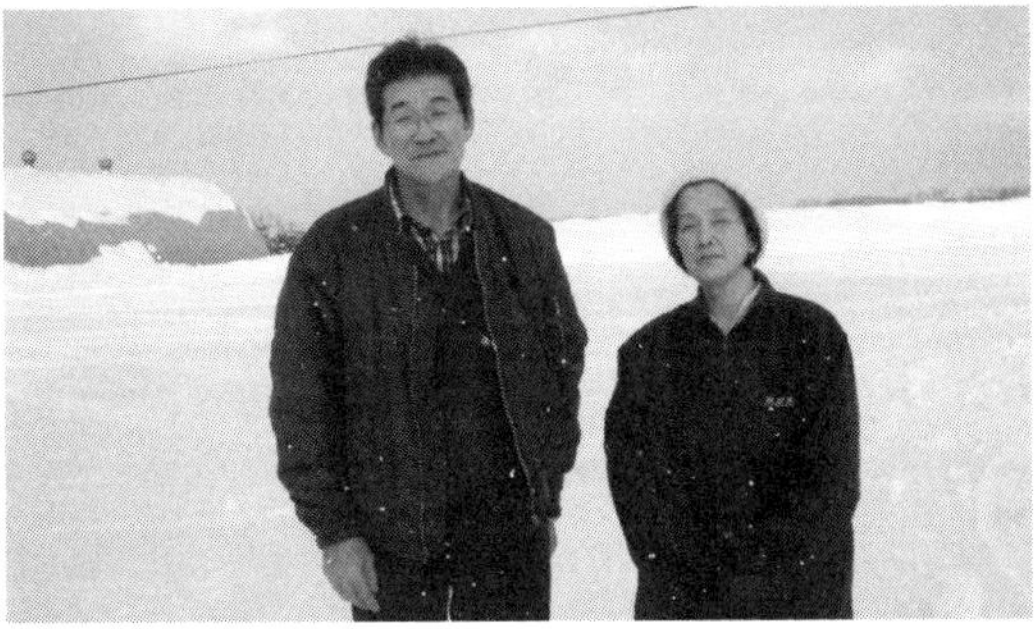
冬以外は昼夜放牧したままで、ほんものの酪農をめざす、酪農家の池田邦雄さん夫妻。妻道子さんは搾った牛乳でチーズを作る／北海道浜頓別町

日本の酪農家は約三万戸だ。例外を除くと、その人たちの目標は、一戸当たりの飼育頭数（二〇〇三年現在で全国平均は五七・七頭、北海道は九三・九頭）をもっと増やすことだ。

また、草食動物の牛に、牧草でない「濃厚飼料」、つまりたんぱく、脂肪分の高い穀類、魚粉などを相当量食べさせ、一頭当たりの搾乳量を引き上げよう、という目標もある。

一年間に一頭で二万キロと、平均的な搾乳量（二〇〇二年度は七四五九キロ）の倍をさらに大きく超

える乳を出す牛を酪農家は、

「スーパーカウ」

と呼ぶ。池田さんも、海外の諸先進地を見るまでは、この「スーパーカウ」をめざす飼育をした。

牛が次々と病に侵され始めた

池田さんは濃厚飼料をたっぷり与え、年間に一頭当たり平均九五〇〇キロくらいまで搾乳量を上げた。農林水産省系統の都道府県機関である「農業改良普及センター（現在の名称）」の人が教える通りにやっていたのだ。ところが、牛が次々と病に侵され始めたのだ。

草食動物の牛には胃が四つある。消化の悪いいわゆる「粗飼料」、つまり草を四個の胃を順繰りに使ってこなし、腸へと送る。第一胃にいる微生物がこの消化で大きな働きをする。特別の消化器を持つこの牛に、牛の本来の食べ物でない濃厚飼料を大量に与えたらどうなるか。毒を出す大腸菌が増殖したり、肝臓が痛んで毒を処理し切れなくなったりする。そして、全身に毒が回る。

酪農学園大学大学院の中野益男教授は、濃厚飼料多給と牛の罹患の関係を明確に説明する。

「牛の生理に適った合理的な飼育をすれば、普通は四、五産は可能なのだが、近年の日本では二産かそこらで淘汰せざるを得なくなっている」

飼い牛の病気の多発で池田さん自身の気持ちも家庭の空気も重苦しくなっていたが、ニュージーランド、そして欧州の酪農地で池田さんの人生観は一変していった。

「スーパーカウとか言って日本で粋がっていても、世界では通用しない」

ニュージーランドでだったか、池田さんは、

「搾った牛乳を生で飲んでいますか」

と、尋ねてしまった。

相手は、あきれていた。

「おまえ、なんてばかな質問をするのか。おれら酪農している。安全な牛乳を搾り、生で飲む。当たり前じゃないか」

池田さんはすぐ謝った。

ある場面で、日本の酪農の困難を現地の酪農家に話した。

相手は、

「なにを甘えているんだ」

と怒鳴り、拳を振り上げて池田さんを殴るしぐさをして見せた。

自分たちが勝手に自分らの責任でやっているのに泣き言とは、何が酪農か何が農業か、といさめているんだ――と悟った。

冬の季節、オホーツク海に面した北海道は吹雪に見舞われがちで、池田さんの浜頓別町もそうだった。

この二カ月ほどは、搾乳牛は畜舎に入れているが、春先から年末ごろまでは昼夜、放牧したままだ。そうと見えるような牛の管理は何もなされない。労働時間は少なく、生産費もかさまない。牧草は、牛が何を食べるかを見て選ぶ。

朝夕の搾乳時になると牛は畜舎に自ら戻り、搾乳が済むと野に出て行く。牛にストレスは感じられない。

ある程度の乳を得るには濃厚飼料も与えないわけにはいかないが、搾乳牛一頭につき一日五キロ程度と、慣行の十数キロよりだいぶ少ない。かつては、広大な草地を持ちながら、牛は主として畜舎につなぎ、濃厚飼料も一日にいまの三倍くらいだった。

年間の一頭当たりの搾乳量は日本のほぼ平均的水準の七〇〇〇～七六〇〇キロ程度だが、濃厚飼料、ストレスから解放されたからか、牛はあまり病気にならない。

「牛乳を飲むと皮膚炎などのアレルギー症状を起こす場合があるのは、牛乳の変性と汚染に密接な関係がある」

と、前記の中野教授は考える。

牛乳は脂質、糖質、たんぱく質、カルシウム、ビタミン類などに富み、確かに、これ以上はない優れた食物だ。

ダイオキシンが耐容一日摂取量を超える

中野教授によると、エネルギー源となる牛乳の脂質は、常温で溶けやすく、人間の血管壁に付着して血管障害を起こしたりしない非常に良質のものだ。牛乳の糖質には、人間の脳細胞、免疫物質をつくる基礎成分が潤沢に含まれている。牛乳のたんぱく質には、よいアミノ酸組成を持つものがある。

しかし、多量の濃厚飼料を与えられたり、ストレスの多い飼育をされたりした場合の牛乳はどうなるか。

中野教授は、

「溶けにくく体に有害な脂質が多くなり、人の脳、免疫の働きを支える糖質も、ビタミン類も少なくなる」

と、述べる。

牛乳は、食品衛生法に基づく厚生労働省令（乳及び乳製品の成分規格等に関する省令）によって含有されていてはならない物質、必須成分の最低割合などが決められている。大手乳業メーカーによると、搬入される生乳は、タンク車ごとに、抗生物質の有無、総菌数などが何項目も検査される。農薬、ＰＣＢ（ポリ塩化ビフェニール）なども、関係法令の基準内かどうか定期的に調べられる。不合格品は酪農者側に返却される。

しかし、中野教授が警告する牛乳の脂質、糖質などの劣化は、深刻な問題と思われるが、事が大き過ぎるためか、酪農関係者の間で論議が深まらない。

ダイオキシン類による汚染の問題も消えていない。試料の入手が難しくなり、最近は調べられないでいるが、帯広畜産大学にいた当時の中野教授とその研究陣は、一九九九年の時点で首都圏のある地区で搾られた生乳から、一四検体の平均で乳脂肪一グラム当たり一・九七八ピコグラム（一ピコグラムは一兆分の一グラム）のダイオキシン類を検出した。（一五八ページの表参照）最大は四・八一〇ピコグラムだった（種類が多いダイオキシンの毒性を一本化する毒性等量＝ＴＥＱ＝に換算している）。

例えば、体重三〇キロの子供が牛乳を毎日コップ二杯ほど飲むと、その他の食べ物などから摂取される量と合わせて、一日に体重一キロ当たり「八・四ピコグラムＴＥＱ」のダイオキシン類を体内に取り込む結果になる（一五九ページの表参照）、と中野教授は計算する。一九九八年の環境庁の資料と、次ページの首都圏産生乳などのダイオキシン類数値に基づく。

この「八・四ピコグラムＴＥＱ」は、世界保健機関（ＷＨＯ）、日本政府などが、体重五〇キロの大人を例に計算した体重一キロ当たりの「耐容一日摂取量」（次ページの表参照）をかなり超える。

ダイオキシン類による牛乳汚染は、酪農関係の業界、行政の責任ではないが、中野教授は制度の不備も指摘する。

「欧州諸国と異なり日本には、ダイオキシン類による生乳の汚染を定点を決めて追跡し、必要な対処をするシステムがない」

池田さんのところで搾った牛乳が、ダイオキシン類による環境汚染の影響を全く受けていないかどうかは、調査データがないので不明だ。だが、慣行酪農で推定される牛乳の劣化現象は、前述の飼育転換によって池田さんの場合は克服できているだろう、と中野教授は判断する。

しかし、人々は、飲みたくても池田さんの牛乳を、それとしては買えない。飲用、乳製品に使われる生乳は、日本では年間八百数十万トン生産されているが、例外を除いて、どこの酪農家が搾ったものも合乳、つまり一緒くたにされてしまう制度になっているか

■牛乳の乳脂肪分に含まれるダイオキシン濃度[pg—TEQ/g]※

[日本の市販牛乳]
最大 3.00
最小 0.61
平均 1.82
(22 検体。1998 年、農林水産省調べ)

＊

[首都圏のある地区で採取した生乳]
最大 4.810
最小 0.379
平均 1.978
(14 検体。1999 年に中野益男教授が分析)
※1グラム当たりのピコグラム—TEQ。1ピコグラムは1兆分の1グラム。TEQ は、異なる各ダイオキシンの毒性を一本化する毒性等量のこと

■ダイオキシンの耐容1日摂取量の国際比較

スウェーデン	5
オランダ	5
日本	4
WHO（世界保健機関）	1～4
ドイツ	1

(単位：1日の体重1キログラム当たりの pg－TEQ)
成人体重を 50 kg とみて換算している

■ダイオキシン類の人体への移行

「１日のダイオキシン摂取量」

＝国民の平均的な食事量を推定し、各種のデータからそこに含有されるとみなされるダイオキシン量を合計したもの

	想定される１日摂取量	ダイオキシン含有量 [pg―TEQ]
野菜・果物類	632 g	15.4
肉・卵	124 g	18
米	209 g	11
魚介類	88 g	105
砂糖菓子	38 g	3
牛乳	115 g	23
牛乳	500 g (コップ２杯ぐらいの量)	100

「１日にコップ２杯くらいの牛乳を体重 30 kg の子供が飲んだ場合」

＝国民の平均的な食事量を子供も摂ると仮定して、体重１kg 当たりのダイオキシン摂取量を推定

(1998 年の環境庁ダイオキシンリスク評価研究会編の資料を使いながら、中野益男教授が計算した。牛乳のダイオキシン含有量は中野教授の調査)

１日のダイオキシン摂取量		体重 30 kg の子供で１日の体重１ kg 当たりでは
175.4	―――→	5.9
(１日にコップ２杯くらいの牛乳を飲んだ場合)		
252.4	―――→	8.4

らだ。その理由はこうだ。

バターなど乳製品の原料用の生乳は、飲用に回すそれより安く仕入れたいという要求が乳業メーカー側にはあるが、酪農家側は高く買って欲しい。

この差を埋める補助金を酪農家に出す制度を、農水省は三九年前に法律（加工原料乳生産者補給金等暫定措置法）をつくり発足させた。

この補助金を一括して受けて酪農家に配る組織として農水省は「生乳生産者団体」を全国各地域につくり、補助金の対象となる生乳を酪農家から受託し、乳業メーカーに販売する機能も同時に持たせた。

アレルギー体質の子供が飲める牛乳があった

こうして、各地域の「生乳生産者団体」が地域内の生乳の一元集荷への資格を持った。また液体の牛乳は、個別に流通させるには、一定要件を満たした設備がそれぞれの酪農家に必要となるので、一括大量の、つまり合乳による流通にもともと適している。

以上の事情から、後述のような例外的な場合を除いて、各地の「生乳生産者団体」が地元の生乳の一元集荷、合乳をやっている。

仮に浜頓別町の池田さんが、自分が搾った乳は劣化も汚染もないので、質の不明な他の生乳と混ぜるわけにはいかないと、一元集荷、合乳を拒んだらどうなるだろうか。

池田さんは、国からの補助金を放棄し、生乳処理の設備を別に持つか探し、牛乳の販売先も自ら確保しなければならなくなる。生乳の処理設備を新設するには巨額の資金がいる。食品衛生法に基づく審査にも合格しなければならない。販路もどれだけ独自に切り開けるか。

しかし、日本の酪農に怒りを隠さない池田さんが、良乳も悪乳も混ぜてしまう一元集荷、合乳の体制からなお離脱しようとしないのは、このような現実に歯が立たないからだけではない。池田さんは浜頓別町に生まれ育った。自分の高質の酪農が一元集荷、合乳によって、無意味になってしまっていても我慢し、共に地元の酪農家たちが優れた牛乳生産をめざし、一元集荷、合乳体制から独立できる日が熟するのを待っているのだ。

一方で、岩手県宮守村の佐々木清一さん（四七）は、一二年前に、地域の一元集荷体制からの独立を断行した。

「惰性と腐敗はあっても、切磋琢磨のないことが日本の農業をだめにした。自分の牛乳は自分で売る。補助金は要らない」

岩手県南酪農組合の「岩手いきいき三・八牛乳」がそれだ。人が飲むに値する牛乳をつくり、自由に売っている。東京都内の消費者組織にも需要を確保した。

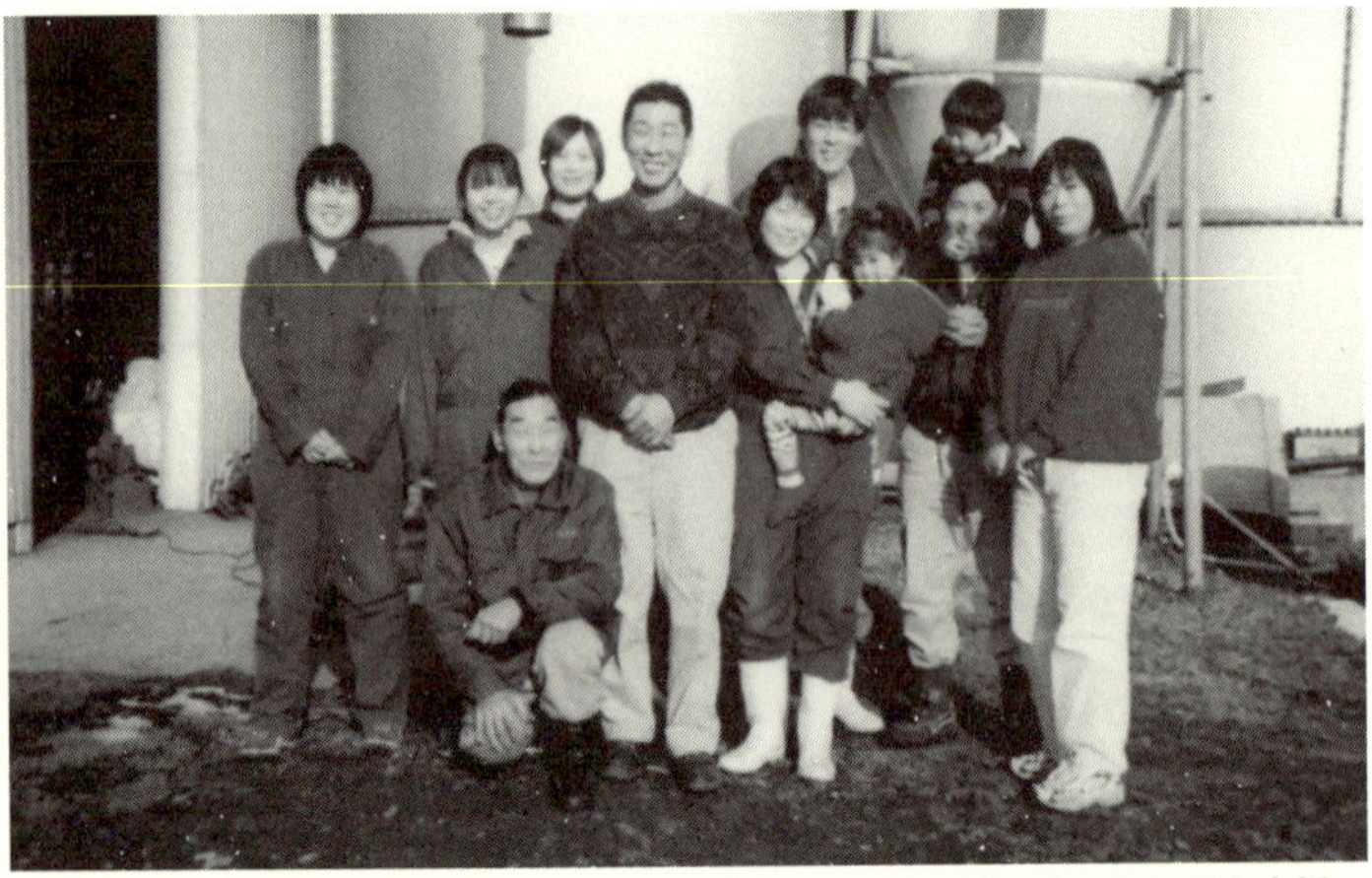
一元集荷体制からの独立を断行した佐々木清一さん一家。妻、父のほか長女夫婦、長男とその婚約者も。全員が酪農を支える／岩手県宮守村

独立するや、佐々木さんは、一元集荷体制に属する地元農協から、貯金の引き出しも含めて農協の利用を拒まれ、脱退勧告も受けた。村内の酪農家の寄り合いにも呼ばれなくなり、佐々木さんの妻も一元集荷側の酪農家の妻からつきあいを断たれた。小学校へ通っていた長男と次女は、家が酪農家の級友から口をきかれなくなったという。

アレルギー体質を持ち、他の牛乳は口にしようとしない子が「岩手いきいき……」だけは飲むという話をスーパーを通して聞き、佐々木さんは励まされる。

「岩手いきいき……」の「三・八」とは、牛乳の重量に占める脂肪分の割合を、他の市販牛乳より高く三・八％以上にしてある、という意味だ。厚労省令では「三・〇％以

上」と定めてあるが、牛乳の脂質が良質であることに着目して、「三・八」を実現した。牛の生理に気を配った飼料づくりをしたら、それが果せた。

佐々木さんの牛乳のダイオキシン類の汚染を先の中野教授が一九九九年から毎年、分析している。九八年に農水省が市販牛乳を全国的に二二検体調べた平均の二五分の一という、極めて低い数字だった。

本州をはじめ四国、九州の酪農は草地が乏しい。従って佐々木さんの場合も、四五頭の搾乳牛、五十数頭の育成牛とも畜舎で飼っているが、牛は自由にさせている。

濃厚飼料を多給せず、粗飼料中心の飼育をする。花巻空港の緑地を牧草地に利用させてもらっている。そこは風向きの関係から、ダイオキシン類を含む焼却施設の排煙の影響が小さい。ダイオキシン類で汚染されている心配のまずない外国産牧草も買う。

岩手県南酪農組合を通して生乳を出荷している酪農家は佐々木さんを含めて八軒あるが、いずれも飼料、飼育に注意を払っている。

一元集荷体制を通る牛乳の多くは、一三〇度の熱を二〜三秒加える超高温殺菌を受けているが、「岩手いきいき……」の場合は、質を保つために、六五度で三〇分間という厚労省令の低温殺菌が行われている。

それにしても、佐々木さんのように一元集荷体制から途中で完全に離脱するということとは難しい。

富士山の西麓の静岡県富士宮市の酪農家中島邦造さん（六一）は、北海道以外ではめずらしい昼夜放牧をしている。同じやり方の仲間とともに「富士あさぎり高原　放牧牛乳」というやはり独自牛乳の販売を、県内の乳業メーカーと結んで一九九〇年代後半から行っている。

しかし、これも中島さんらが属し、この地域の一元集荷体制のなかの富士開拓農業協同組合自身が、中島さんらの独自銘柄を地域振興の新事業として位置づけ、認めたから可能になった。それでも、中島さんらは一元集荷体制側にいったん生乳の全量を出荷し、一定量を独自銘柄用として買い戻すという手続きを、伝票の上のことではあってもとらざるを得ない。

カモメとウサギがなぜか好む「生の草地」

牛乳そのものの劣化、ダイオキシン汚染などとともに見落とせないのが、草地への糞尿廃棄による硝酸性窒素禍である。

前章の「野菜」の中でも取り上げたように、硝酸性窒素は人体内でチアノーゼ（酸素欠乏症）を起こし、幼児は窒息死の恐れがある。強い発癌性物質もつくる。しかし、食

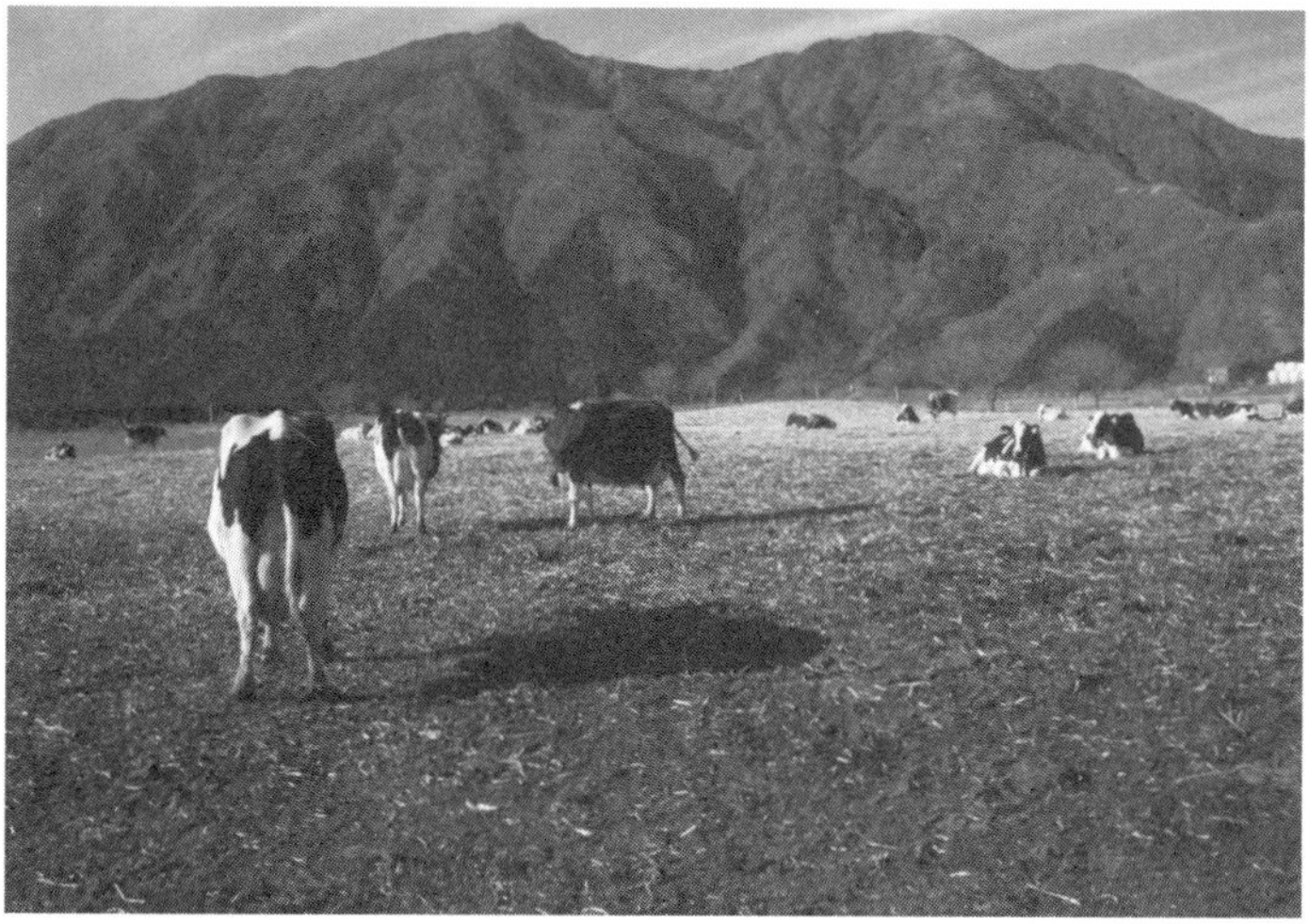

富士山麓の中島邦造さんの放牧地。この環境での飼育が牛の生理にかなっている／静岡県富士宮市

べ物に関してこの物質の規制基準はなく、大手乳業メーカーの検査項目にも含まれていない。

例えば、大規模な用地、施設を用意して農水省が酪農入植を一九七〇年代に募った北海道のある地区では、百頭単位の多頭飼育の中で糞尿の処理に窮し、それをそのままか、ほとんど未処理で草地にまいている酪農家もいる。糞尿は環境中で硝酸性窒素を生む。糞尿散布による水系の汚染もさることながら、硝酸性窒素が牧草を通して牛を病にしたり、牛乳を汚染する。

浜頓別町の池田さんは、畜舎の糞尿は糞と尿に分離し、いずれも発酵させて、相当に窒素分を抜き、草地に還元する。ほどほどの頭数なので、そこまで処理する余裕がある。放牧中の糞はすぐ消えてなくなる。草地に化学肥料は使わないので、土壌の微生物界は破壊されず、糞をすぐ分解してしまうのだろう。

オホーツク海が荒れる時、カモメなどの海鳥は陸地に難を避ける。奇妙なことに、この一帯では池田さんの草地によく姿をみせる。そういえば、森林に潜むウサギも、なぜか池田さんの所に来て、草を食む。

「米」の章で、ツバメが舞う「生の水田」のことを紹介した。海鳥、ウサギが集まるのは、池田さんの牧場が「生の草地」だからか。不思議な光景である。

第Ⅳ章　肉

日本の牛肉生産の現実には考えさせられる。牛肉に限らない。そこには、食べ物づくりに関して、近代技術文明をはきちがえてしまった姿が鮮明にあらわれている。無論、ここにも、そうした状況と戦う人々はいる。

二〇〇四年二月一八日、雪原の北海道十勝地方は、昼間でも気温は摂氏零下八度だった。

この平野の山寄りの上川郡清水町字旭山の斉藤英夫さん（五八）の農場「ボーンフリーファーム」も寒気は厳しかったが、肉用牛はゆったりしていて、ストレスの影も感じられなかった。畜舎と一体の屋外の囲いも狭くなかった。斉藤さんはここで、三重県の

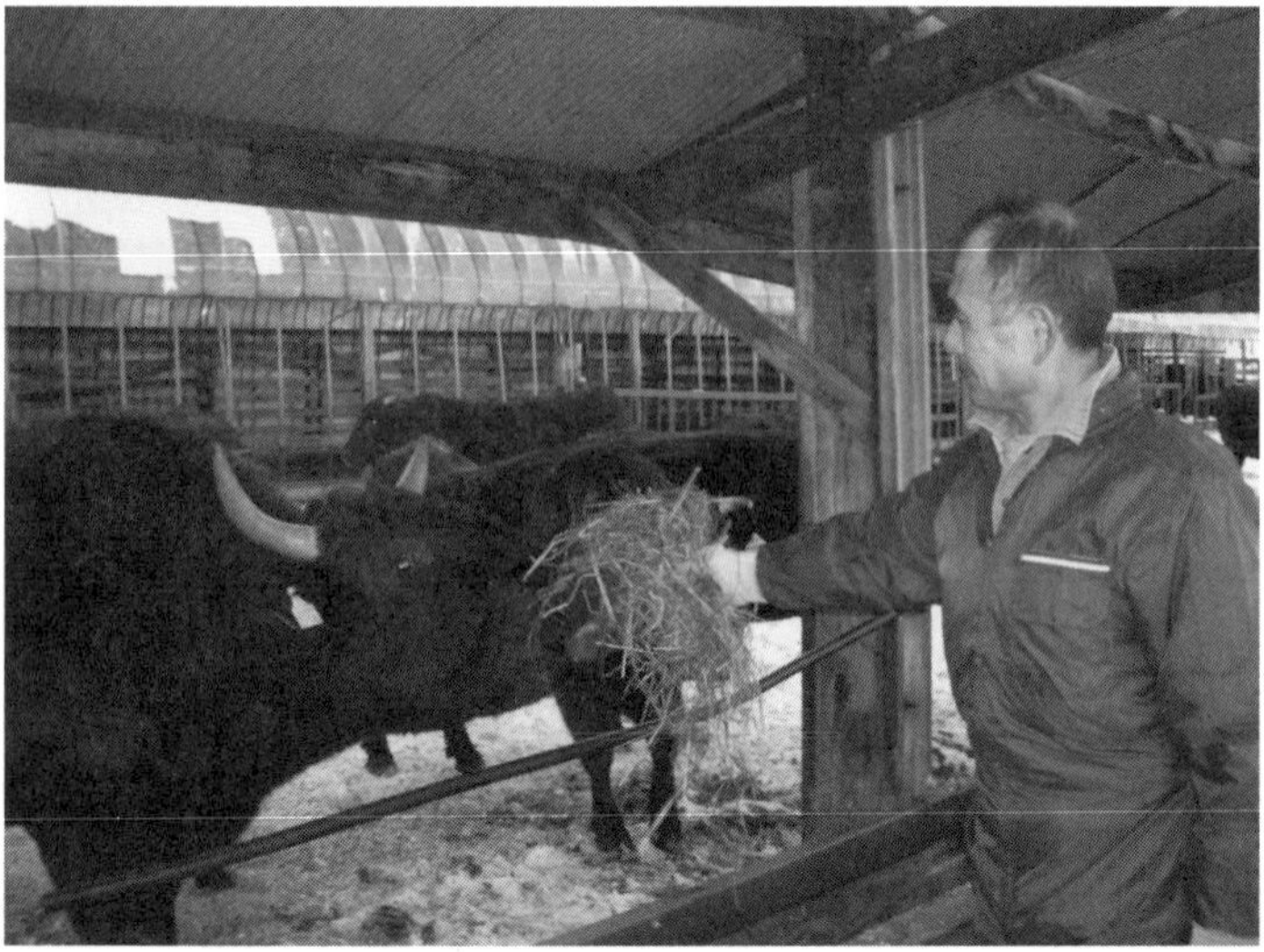

斉藤英夫さんが干し草を与えている黒毛和種。コルステロールが慣行飼育のものに比べ50％以上少ない斉藤さんの牛肉は、生のまま食べても、旨かった／北海道清水町

「松阪牛」などで知られる黒毛和種を中心に、現在は一二〇頭ほど飼っているが、日本各地で競争となっているあの特徴的な黒毛和種飼育方法は、まったくやっていない。

黒毛和種は、そのように「品種改良」されていることもあって、肉に脂肪が細かく多量に入るいわゆる「霜降り」の特質を持っている。脂肪は確かに食味を高める。そこに着目して、草食動物の牛の本来の食べ物とは異なる穀物などの濃厚飼料を大量に食べさせて、この霜降りをできるだけ顕著に出させ、少しでも高く売るやり方が、この数十年の日本の本流、慣行の牛肉生産方法となっている。脂肪をぎゅうぎゅう詰めにされた筋肉の細胞は壊死したに等しく、牛そのものも鼻血を垂らし、半死の状態になる場合がある。

しかし、日本の牛肉の格付けは、A・B・Cと5・4・3・2・1を組み合わせて最高をA5、最低をC1とする社団法人日本食肉格付協会の方式が業界で使われ、その主な評価基準は、どれほど見事に霜降りが入っているか、である。「松阪牛」の宣伝チラシを見れば分かる。A5とC1の間では、単位量当たりの売買価格が一〇倍前後か、それ以上も開いてしまう。

牛肉にダイオキシン、ヒスタミンが溜まる

こんな状況に煽られるように、もともと霜降りの品種でない乳牛系などの肉にまでなんとか脂を入れようとする飼育競争が、全国各地で必死に展開されている。

しかし、黒毛和種を多く飼っているにもかかわらず、斉藤さんは霜降りに拍車をかける濃厚飼料多給の慣行飼育に断固として手を染めず、粗飼料、つまり牧草主体の給餌をし続けている。

「たとえ人間の食べ物にするための飼育にせよ、牛の生理に反した飼い方をして、牛を

生きながら苦しめることは、してならない」

この斉藤さんが生産した牛肉を、酪農学園大学大学院の中野益男教授が帯広畜産大学教授をしていた一九九〇年代から追跡してきた。その結果はこうだ。

まず、肉に含まれている総ダイオキシン量をみてみる。一頭ずつではあるが、斉藤さんの農場の牛と北海道のオホーツク海沿岸部のA農場の肉用牛のそれぞれ第五、第六肋骨の間の可食部を分析した。

斉藤さんの牛は一九九九年が一グラム当たり〇・〇〇〇八、二〇〇一年が〇・〇〇二一ピコグラムTEQという、問題にならない低い水準だった（一ピコグラムは一兆分の一グラム。TEQは、異なる各ダイオキシンの毒性を一本化する毒性等量のこと）。

一方、オホーツク海沿岸のA農場は一九九九年が〇・一三一九、二〇〇一年が〇・一四八〇ピコグラムTEQで、斉藤さんの牛は、A農場に比べ総ダイオキシン量が九九年は一六五分の一、〇一年は七〇分の一だった。

ダイオキシン類による国産飼料の汚染は、同じ中野教授による酪農の場合の調査（前章参照）も踏まえると、相当に深刻のようだ。だが、斉藤さんの牛肉へのダイオキシン類の影響がまったく無視できる程度なのは、斉藤さんの農場の近くには焼却施設がなく、牧草がダイオキシン類の汚染を免れていると考えられるほか、ダイオキシン類が吸収されにくい性質の牧草を斉藤さんは巧まずして栽培し、ダイオキシン類を吸収しやすい穀物や、高濃度の汚染の可能性がある魚滓などの濃厚飼料はそもそも使っていないからではないか、と中野教授はみる。

ただ、牛肉のダイオキシン類汚染は、牛乳の場合と同じように、飼育者には責任のない災禍だが、中野教授によると、斉藤さんの牛肉には、これ以外にも見逃せない優れた点が幾つも確認されている。

同じ黒毛和種に絞って、斉藤さんの牛と付近の慣行畜産者のそれを、いずれも約二〇〇頭ずつ、一九九〇年代以降に調べてきたところ、こんな数字が出た。

コレステロールをみると、斉藤さんの牛は他のより肉全体で五〇％以上も少なく、適量の範囲に納まっていた。良質の脂肪酸である不飽和脂肪酸の飽和脂肪酸に対する比率も、さらに不飽和脂肪酸のなかでも脳卒中など循環器系の病気の予防に効くパルミトオレイン酸の量も、斉藤さんの牛は他よりそれぞれ約一・六倍も高かった。

中野教授は、

「たくさん草を食べさせる合理的な飼育をすれば、牛の消化器の細菌の働きも活発になり、コレステロールをできにくくする酵素や不飽和脂肪酸を作る酵素が増える」

と、語る。

牛乳もそうだが、牛肉を食べても、皮膚炎などのアレルギー反応を起こす子供がいる。濃厚飼料にはたんぱくなど窒素化合物が多い。その一つでアレルギー源のヒスタミンも、濃厚飼料を通して牛に溜まってくる。アレルギー症の子供には抗ヒスタミン剤を投じるが、これは副作用も強い。

霜降りのためにビタミンAが欠乏

斉藤さんの牛肉がそれほど良質であるなら、取材者としてはそれを食べ、自ら確かめてみるべきだ。

十勝平野のある店で昼に、斉藤さんの冷凍牛肉を生のまま刻んで振り掛けたパスタを、店の自家製ソースで口にした。脂肪が目立っていたが、肉臭くも脂っぽくもなく、さわやかで旨かった。夕刻、帯広市内の別の店で、斉藤さんの生の牛肉と脂身の鮨を食べた。肉に嫌みはなく、脂も口内に残らず、どちらもさっぱりしていて美味だった。生の脂肪そのものだけを口に入れても違和感はなかった。良質の不飽和脂肪酸が潤沢に含まれているからなのだろう。

しかし、斉藤さんの飼育は、約一〇万戸にのぼる日本の同業者、とりわけ黒毛和種飼育者の対極にある。

前記のように、日本の慣行は、霜降りを際立たせようと黒毛和種を中心に濃厚飼料を多給することだ。日本でのＢＳＥ（牛海綿状脳症ないし狂牛病）の発生はこれまでのところ乳牛系に限られ、乳牛に比べて飼育期間の短い肉牛には及んでいないが、ＢＳＥが初めて確認された時は、肉牛飼育者も動揺した。ＢＳＥの原因の疑いがある肉骨粉などの動物性原料は、自分たちが多給している濃厚飼料に含まれていなかったのか、この疑心暗鬼はいまも消えていない。

個々の飼育の実情はつかみにくいが、霜降りを鮮やかにするために、ビタミンＡを牛に欠乏させるという手段も各地でとられているようだ。さまざまな取材先で耳にした。ビタミンＡの欠乏による牛の膝や体内の水腫、肝臓の出血、失明、死亡があちこちで発生したが、行政、その外郭組織自身がこの拷問飼育を推進している。

例えば、「平成六年度国産牛肉生産システム化緊急確立事業」として全国肉牛事業協同組合が補助金を使って、一九九五年三月に『国産牛肉生産技術』という調査報告書を出した。そこには、失明、死亡までさせずにいかにうまくビタミンＡ欠乏を牛に引き起こすかという趣旨の行政機関研究者らの論文が織り込まれている。ビタミンＡを牛から抜く技術の旗振りをしたある農水省役人がその協組の幹部に天下ってきたという背景もある。

三重県農林水産商工部農畜産物安全確保チームの主催で津市で行われた「平成十五年度三重県家畜保健衛生業績発表会並びに畜産技術業績発表会」でも、前記と似た狙いの「肉用牛のビタミンA制御による肉質改善技術について」という報告を、三重県中央農業改良普及センターの技師がした。

二〇〇三年一一月二八日に全国農業協同組合連合会三重県本部の松阪家畜市場で行われた関係市町村、団体共催の第五四回松阪肉牛共進会の競りでも、黒毛和種の「優秀一席」の価格は一頭二〇〇〇万一〇〇〇円までつり上げられた。地元の業界関係者によると、評価の尺度も、生体の見かけとか霜降りはどうかとかの勘であって、人が食べるに値する質の牛肉なのかどうかの観点は一切なく、飼育方法に至っては考慮の外、という。

三重県の行政資料によると、二〇〇二年度に松阪食肉衛生検査所の管内で解体された牛は八二七三頭だが、その四〇%強の三三三三頭に「炎症又は炎症産物による汚染」が、一四%の一一三九頭に「変性又は萎縮」が発見された。その部分は、法令に基づき、廃棄されたはずだ。

話は豚に変わる。

肉牛は、四〇~五〇キロという誕生時の体重を三〇カ月前後かけて七〇〇キロ前後にまで上げられるが、豚は約一キロの重さで生まれ、六カ月前後で一〇〇キロ以上にまで大きくされる。もっとゆっくりした育ち方をしていたのに、この四〇年ほどの凄まじい「品種改良」によって、そこまで変えられてしまった。成長速度が不自然なことは豚にとっては大きな負担で、ちょっとしたストレスでも、肉が壊死してしまうことがある。そんな肉でも、一般のに混ぜて売られてきた。

この微妙な家畜を狭いストール（仕切り）に一頭ずつ閉じこめて飼育するやり方が、一時期大規模業者を中心に流行した。投じた飼料を無駄にせずに肉に変えるには、豚を身動きできなくし、余計なエネルギーを使わせないようにするのが一番、という考えからだ。同じ狙いで畜舎内を暗闇か薄明かり程度にしてしまうウインドーレス（無窓式）も広まった。

豚にも伝染病が蔓延。密飼いストレスが原因？

異常プリオンたんぱく質が病原体である牛のＢＳＥは無論のこと、ウイルスによる鳥インフルエンザとも性格が違い、人へも感染しないようだが、ＰＲＲＳ（豚繁殖・呼吸障害症候群）、次いでＰＭＷＳ（豚離乳後多臓器性発育不良症候群）という、やはりウイルスによる二つの伝染病が、近年養豚で蔓延している事実がある。

いずれも一九九〇年代に日本での発生が確認されたが、海外から侵入したのか、日本に以前から潜在していたのかは不明だ。

養豚業の危機とまではみられていないからか、PRRSは、各種の強制措置が取れる家畜伝染病予防法の「家畜伝染病」ではなく、同法では下位の「届出伝染病」としてしか扱われていない。それ自体は弱い病らしいPMWSは「届出伝染病」にもなっていない。

しかし、両病ともそのウイルスは、エイズのHIV（ヒト免疫不全ウイルス）に似て豚の免疫機能を破壊し、別の感染症を次々と引き起こすようだ。弱いPMWSも、PRRSや他の病気と重なると激しい症状を示すようになるという。

「届出伝染病」となった六年前からのPRRSの届け出頭数は、農水省消費・安全局衛生管理課国内防疫班によると、一九九八年は六七戸で一八八頭、九九年は二五戸で二九頭、二〇〇〇年は三〇戸で六五六頭、〇一年は一三戸で三四頭、〇二年は十五戸で一五〇一頭と、約一万の養豚戸数、九百数十万の飼養頭数から見たら微々たるもののようだが、「届出伝染病」となる以前の状況も含めると、実相はつかめない。飼養頭数の二、三割、あるいは三、四割の被害が出た養豚業者もいるといった話が各地の獣医師などの間で流れている。

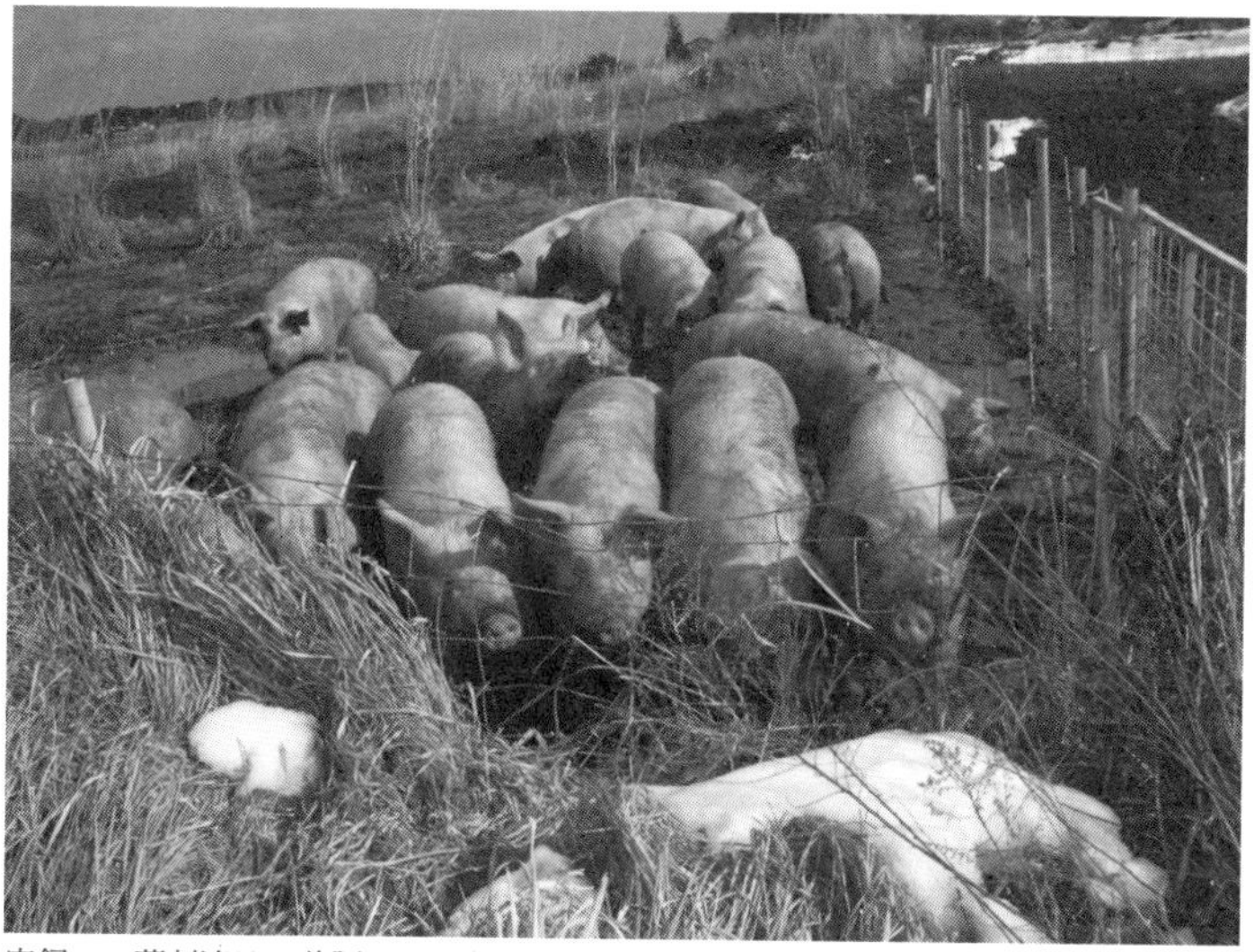

密飼い・薬剤漬けの養豚から脱却しようとする高橋精一さんの豚放牧の現場／宮城県田尻町

東日本で養豚のコンサルタントをしているある獣医師は、匿名を条件にこう語る。

「豚も、生きている空間を広く取り、日光、釣り合いの取れた栄養、十分な空気を与え、ストレスをかけなければ、病気はさして起こらない。しかし、いまでも豚は詰め込んで飼うのが通例だ。密度は業者によって違うが、ともかく単位面積当たりでたくさん飼いたい。だが、一頭でも伝染病が発生したら、すぐ蔓延する。いまの生産のやり方そのものが病気をつくり、広めている」

そんな中で、ストレスを軽くする養豚をめざす人たちも現れてきている。その一端と思われる宮城県遠田郡田尻町の高橋精一さん（五四）、宮城県内の四郡六町の養豚者のグループ「仙台黒豚会」、無添加ハムなどを製造している神奈川県平塚市の株式会社湘南ぴゅあの代表取締役音成洋司さん（六〇）を訪ねた。

それぞれの飼養技術に立ち入ることは避けるが、密飼いし、薬剤漬けにする養豚から脱却しようという思いは共通している。豚肉に薬剤が残留するという問題もあるが、耐性菌をつくる怖さもあるようだ。一つの選択肢として宮城県の高橋さんは、安全食料販売会社の「らでぃっしゅぼーや株式会社」が放牧豚を事業化していることを知り、四年ほど前からそれに参加した。

内外で鳥インフルエンザが発生している鶏も、採卵、肉鶏を問わずストレスに弱い。前記の中野教授は二〇〇三年一一月まで四五〇日にわたり鶏のストレスに関する実験をした。鶏をケージで飼うと、羽毛の艶が消え、白色は黄色味を帯びる。隣のケージの鶏と突っ突き合いを始め、肌が剝き出しになってしまうこともある。

「鶏卵を食べるとアレルギー症状を起こす人がいるのは、アレルギー反応を起こさせる物質が、鶏の場合もストレスにより分泌され、卵にも含まれるからではないか」と、中野教授は推定する。

養鶏での鳥インフルエンザ蔓延についても獣医師の間には、密飼いによるストレスで鶏の免疫機能が落ちている結果ではないか、との見方がある。

「丈夫に育てれば、鶏も病気にならない」

体重が重くなる肉鶏は床での平飼いだが、採卵鶏はほとんどがケージ飼いで、それを何段も垂直に積み重ねているのが現状だ。動いてエネルギーを消費するのを防ぐとともに単位面積当たりの飼養羽数をなるべく多くしたいのだ。鶏舎を暗くする無窓式も大規模養鶏では採卵、肉鶏ともに定着している。

しかし、二〇万羽に近い採卵鶏を飼う大規模経営なのに、長野県東筑摩郡四賀村大字会田の農事組合法人会田共同養鶏組合は、六万五〇〇〇羽もを、広さにも配慮した平飼いにしている。経営の都合からケージ飼いにしている残りも含めて無窓式を排し、太陽の光も風も入れている。無窓式の密飼いは、抗生物質類を与えないと支えられない。だがここは、サルモネラ菌の定期検査は怠らないものの、抗生物質類は三〇年前から一切使っていない。会田共同養鶏組合の中島大組合長（六九）は、

「自然の光と風を通し、丈夫に育てれば、病気の心配はない。鶏に抵抗力を持たせている」

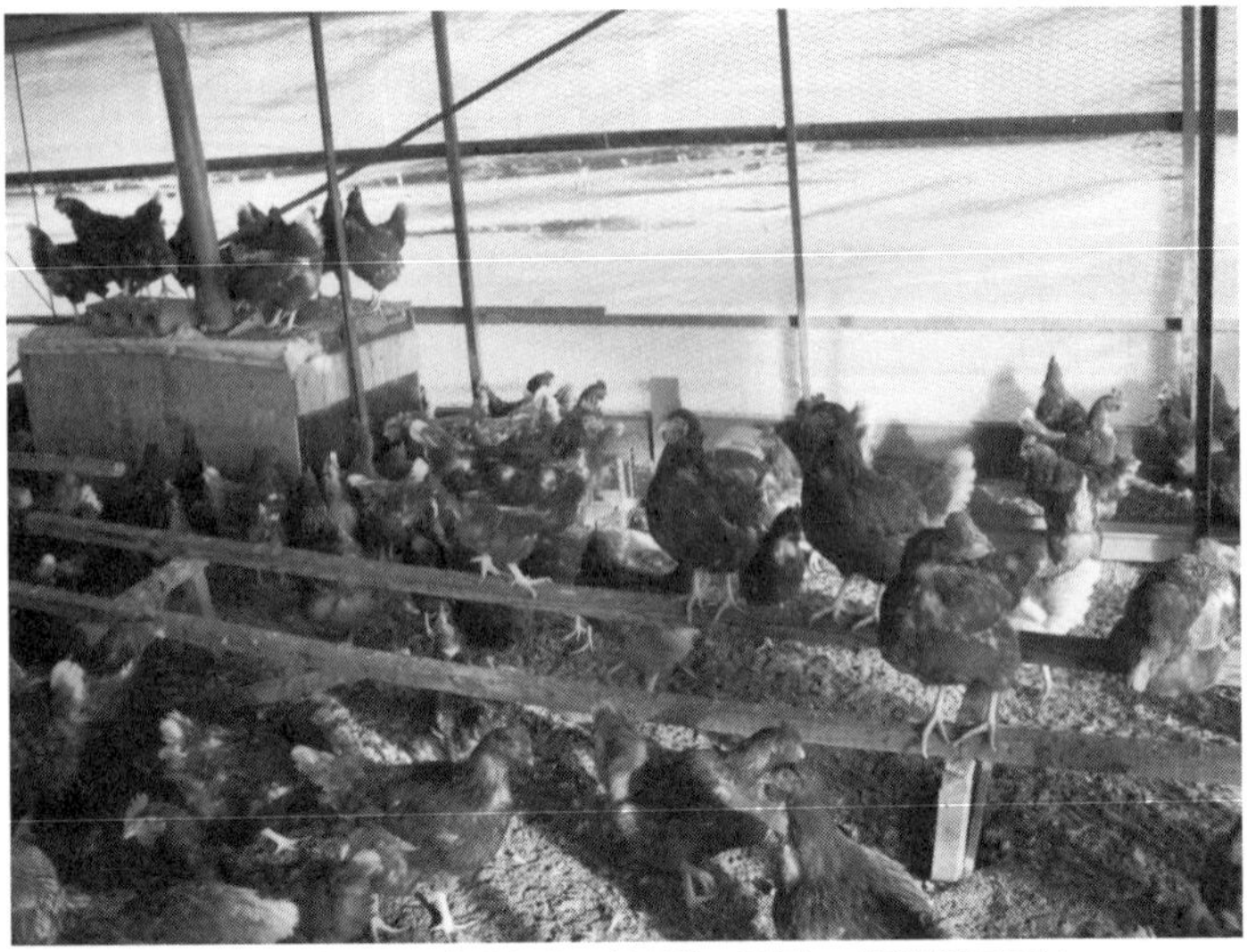

抗生物質を使わない会田共同養鶏組合の採卵鶏の平飼い／長野県四賀村

と、述べる。

卵の殻の表面には、細菌、ウイルスの侵入を防ぐクチクラ層というものがある。中島さんは、出荷の前の洗卵によってこの層が破壊され、卵の日持ちが悪くなることを恐れる。らでぃっしゅぼーや、「夢市場株式会社」などへ出荷する卵は、汚れていればアルコールを含んだ布で拭き取る。

牛も豚も鶏も、経済性だけを考えた飼育によってストレスを受け、病気にさせられ、劣化した肉、卵を産み出させられている。前章の「牛乳」の場合と変わらない。

安全食料販売会社の「株式会社大

地」は、日本短角種という牛の肉を、岩手県九戸郡山形村の飼育者らから長いこと仕入れている。ここでは、夏は山へ放牧、冬は里の畜舎でという飼育をしている。この短角の生産を推進している地元のグループの部会長杉下豊治さん（四二）、副部会長柿木敏由貴さん（三〇）は、放牧される時の牛の喜び、はしゃぐ様子を語ってくれた。その描写は、人間の勝手な感情類推とは思えない。

短角を五〇頭ほど飼育している山形村大字荷軽部の落安賢吉さん（五七）の畜舎に入った。ストレスがないからか、それぞれの囲いのなかで何頭かずつ短角が寝そべったりしていた。闖入者にも関心なさそうだ。日光も入る。床のおが屑が新しかったからかもしれないが、舎内には全く悪臭がなかった。

しかし、いかにストレスなく育てられ、健康にもよい短角の肉だろうと、霜降りが目立たなければ、前記の牛肉格付けに従う慣行取引での価格は低くなる。山形村の飼育頭数も、一〇年前は約一九〇〇頭だったのが現在は約一〇〇〇頭だ。

本章冒頭の北海道清水町の斉藤さんが、こう語っていた。

「自分や山形村などの自負を別とすれば、世界で一番安全な牛肉はオーストラリアの草飼育の牛でしょう。日本でもＢＳＥが発生したのだから、豪州産こそ安全と何であちらは対日宣伝をしないんですかねえ。草飼育ならＢＳＥは起きようもないのだから」

草を食べ、ストレスなく飼育された牛の肉は、中野教授の分析のように質の劣化もない。しかし、斉藤さんはそうした関係のことだけを指摘したかったのだろうか。

ＢＳＥの時に限らず、何かにつけ食べ物の「安全」が口走られながら、一方で牛を虐げ、人の健康にも有害なある種の銘柄肉が、牛肉として最高の価値づけをされ、そして高価格の物ほどもてはやされる。日本人のそんな滑稽さを、遠回しにではあるが、ほのめかしていたのではないか。

第V章 果物

最後に、日本の近代技術文明の性格、ないし歪みを、果物生産の当事者に内部告発してもらった。それぞれ非人道的で非合理な技術を排して合理的なそれをひたすら追求している。

波止場まで泉精一さん（七三）が来てくれていた。

泉さんの家は、周囲三一・二キロの中島の、この港とは反対の側にある。住所でいうと愛媛県温泉郡中島町宇和間九三〇だ。瀬戸内海のこの島まで県都松山市の高浜港から中島町営汽船で四〇分かかった。島は、山の頂の方まで柑橘畑で覆い尽くされていることが、海上からもよく見て取れた。

泉さんは、二九年前の一九七五年（昭和五〇年）に島でただ一人、柑橘の無農薬栽培に踏み切り、不良作が続いた何年間かの苦しみを乗り切って無農薬栽培を定着させた人だ。農薬の猛散布に明け暮れていたころ、先天性の脳水腫という不審な病気で一人娘を失ってもいる。

年を経て今では、泉さんのグループで七人、全島なら一五人が農薬への依存から脱却しているが、中島の柑橘生産者は七〇〇戸前後を数える。今でも泉さんたちはほんの一握りであることに変わりはないが、人のいのち、健康、環境を重視する泉さんの柑橘栽培に揺らぎはなかった。

現在、泉さんの栽培面積は、三分の一の借入地も含めて約一ヘクタールだが、すべて山の斜面にあり、それも一〇カ所ほどに分散している。採卵鶏も約七〇〇羽いる。無農薬栽培の研修に来る人がいる時を除くと、これらのすべての作業を、六八歳の妻と二人でこなす。

農薬で品質を均一に、病虫害もなかった

泉さんは、よく発酵して熟した良質の堆肥を土に入れる。その堆肥に手を突っ込んだら熱かった。立派に発酵している。農薬、化学肥料を使わないから泉さんのところは、

柑橘の木そのものが丈夫で、そもそも病菌、害虫への抵抗力が強いのだが、無農薬により集まってくる天敵にも害虫防除の働きをしてもらっている。

しかし、この泉さんもかつては、殺菌、殺虫、除草剤の散布、化学肥料の投入を推進する旗振り役の一人だった。そう広くもない島なのに、ヘリコプターでの農薬空中散布にも大賛成だった。

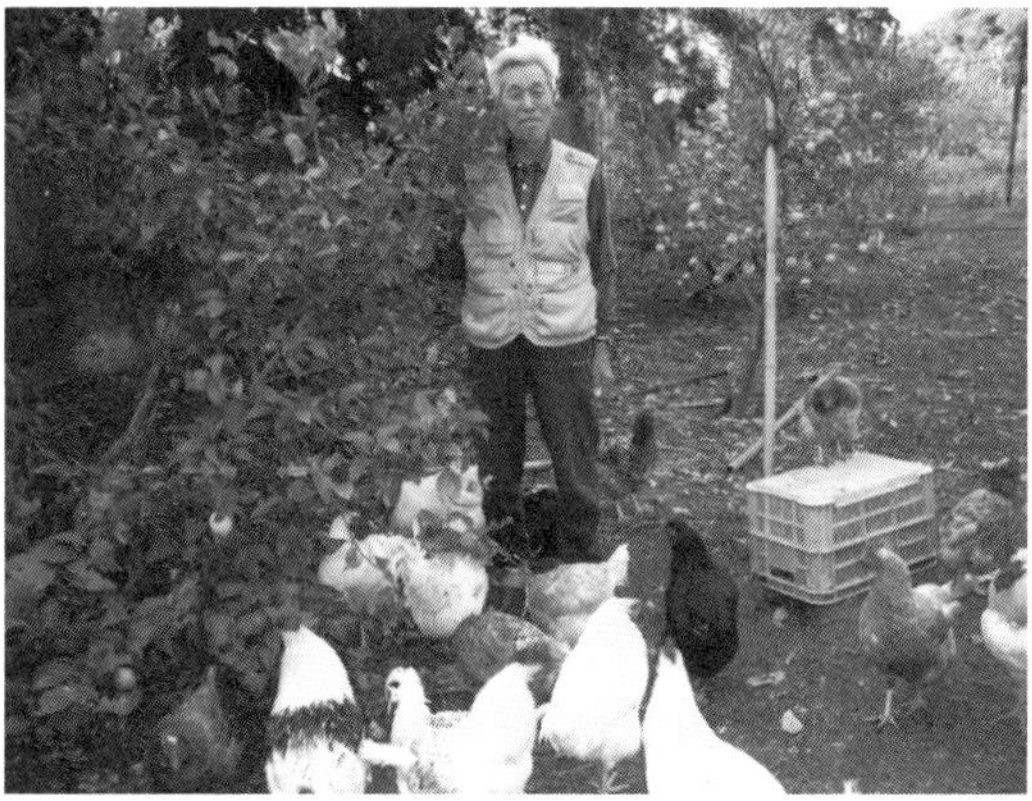

農協から脱退し、無農薬栽培をつらぬく泉精一さん。柑橘畑の雑草は、採卵鶏700羽が食べて除草してくれるという。鶏は落ちついていた／愛媛県中島町

「柑橘の生産で成り立っていた島です。品質を均一に高めるには、すばらしい農薬が欠かせないと、当たり前のように考えていたんです。実際に効果てきめん、病虫害もなく光るような柑橘がつくれた」

病虫害が発生していたり、それが予測されるか否かにかかわらず、一定の時期ごとに防除暦に従ってどの家も必ず一斉に農薬を撒き、それを何度も繰り返す。

行政、農業協同組合が協力して作り上げた日本のこの慣行体制は、瀬戸内海の島でも確

実に実行された。とくに果物は、日本では贈答品にもされる。

泉さんは、その共同防除組合の組合長までした。島の山々には隅々まで配管が施され、そこからホースが伸ばされ、その先に竿状の噴霧器が付けられ、全島が農薬液の霧に包まれた。ある時、農薬を賛美する新聞のコラム欄を読み、泉さんは我が意を得た気持ちになったくらいだ。

娘が脳水腫で死んだ。自分は内臓疾患に

そんな泉さんが、ある時期を境にぴたり農薬、化学肥料と縁を切った。作家有吉佐和子さんの『複合汚染』を読み、思考を一変させられたのだ。

本書の「米」「野菜」「牛乳」「肉」、そしてこの「果物」の取材でも、三〇年ほど前の有吉さんの著作によっていかに大きな影響を受けたかを、何人もの農業関係者などから繰り返し聞かされたが、泉さんもそうだったのだ。

有吉さんの文を辿るうちに、その時点より一四年ほど前に前記の脳水腫で四歳の娘を亡くした問題を、泉さんは改めて自問せずにはいられなくなった。

娘は二歳前後からしばしば、頭痛を訴え出した。時には激痛だったようだ。先天性の脳水腫という診断を受け、ある国立大学医学部附属病院で、最新の方法という手術をさ

れたが、結局命を落とした。

そのころは泉さんも、十数種類の農薬を毎年撒き続けていた。母体に宿ったまだ無力の生命が、母体に吸収された各種の毒性物質によって深刻な影響を受けることはなかったのか。少女の薄幸と農薬の因果関係は突き止めようもないが、泉さんは、『複合汚染』から、恐ろしい何かを感じないではいられなくなった。

栽培を慣行から転換して四、五年は、覚悟はしていたものの、病菌、害虫による被害に悩まされ通した。収量は半分近くに落ちた。穫れた柑橘の外観も映えなかった。無農薬と農協のいずれを取るのか、と泉さんは農協側に迫られ、一九八〇年（昭和五五年）に農協から脱退した。

土中の微生物界の釣り合いを取り戻し、天敵を殺さず、自然の力を引き出す。何年かは費やされたが、やがて質も量も見違えるようになってきた。無農薬へと移る時、泉さんの柑橘園にはもう一匹のみみずも見られなくなっていたが、それも元に戻った。

農薬にまみれていた当時の泉さんは、さまざまな内臓疾患に次々と襲われていた。

「この島内で障害が起きていない人はいないのでは」

そんななかでも農業者が慣行栽培から脱出できないのはなぜか。

暮らしの何もかもを農協に頼らせ、そこに人々を縛り付ける体制が、日本全国と同様にこの島でもつくり上げられてしまっているからのようだ。農業資材、食料、日用品と、必需品は何でも地元の農協から、掛け買いで購入できる。

それは収穫物の販売代金と農協口座で精算されるが、別途の借り入れもあって農協に多額の負債を抱え込んでいる人々もいる。慣行栽培から転換し、農協から脱退することになったら、借金の即刻返済を求められるだろうが、それが難しい人もいる。狭い社会での人間関係の変化も不安だ。

しかし、無農薬を成功させた泉さんらも緊張は緩められない。

柑橘の無農薬栽培を町をあげて実現していた山口県熊毛郡平生町が、八、九年前からの新害虫の発生で、その試みが挫折状態になっている。瀬戸内海で隔てられてはいるが、平生町は中島とそれほど離れていない。

六年前まで二四年間、平生町長をした松岡敬祐さん（六九）＝日本生態系農業協会理事長＝は、無農薬化こそ地元の柑橘栽培の生き残り策と考え、天敵の研究、活用を唱えてやまなかった。

農業は「死の産業」　無農薬研究を財団で

そのころ、ヤノネカイガラムシ（矢の根貝殻虫）という害虫が、平生町を含む柑橘産地で多発していたが、この害虫の天敵蜂を害虫の原生息地の中国で得て、日本で繁殖させることに農林水産省、関係県の試験研究機関が成功する。さっそく平生町でこの天敵蜂が放たれ、一帯のヤノネカイガラムシ害は鎮まった。例外的な場合を別とすれば、平生町は、柑橘の全町無農薬産地として歩み出す。

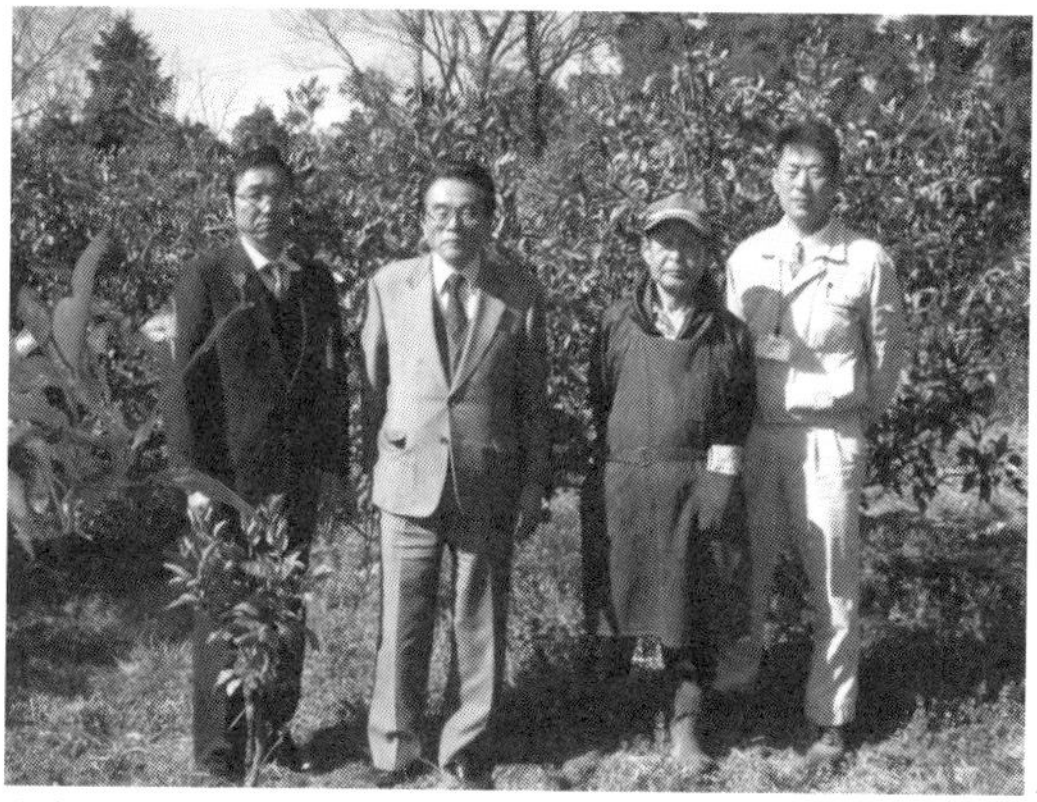

害虫ミカンバエ対策に頭を痛める山口県平生町の柑橘生産者の一人（中央の右）と松岡敬祐元町長（その左）

このヤノネカイガラムシは泉さんの中島でも被害を及ぼしていたが、天敵蜂のことを知った泉さんは愛媛県果樹試験場を通してそれを入手し、農薬を使わずにその虫を抑えた。

ところが平生町では、一九九〇年代後半から今度はミカンバエ（みかん蝿）という害虫が飛来し出した。松岡さんは農水省植物防疫課と話し合ったが、良策を得られなかった。平生町ではやむなく、最小限ではあるが殺虫剤を投入せざるを得なくなり、今なおそれが続いている。

松岡さんはこのミカンバエを瀬戸内海地区

の柑橘栽培の当面の大難題と案じる。ミカンバエは、泉さんの中島には今のところ姿を見せていないようだが、仮にも現れたら、無農薬を貫く泉さんたちは、いかなる妙策を立てるか。

奈良県の五條市、吉野郡下市町、西吉野村にかけての山地に、全国でも指折りの柿の大産地がある。一九七〇年代に農水省が農園を造成し、農業者に分譲したところだ。農薬、化学肥料に頼るこの柿地帯に包囲されるように財団法人慈光会の無農薬栽培地、雑木林が五ヘクタールほどの面積の中にある。それは、慣行栽培の大海に浮かぶ小さな孤島のようだ（慈光会の住所は奈良県五條市五條二―三一―一）。

この財団の目的の一つは、無農薬、無化学肥料の栽培の研究と、そのやり方で農産物を生産し、販売することだ。

先の約五ヘクタールのなかで財団理事長の梁瀬義範さん（四九）自身が、週に二回来る財団職員一人とともに、柿、梅、李（すもも）、野菜をつくる。さらに、岩手、奈良、和歌山県の五軒の協力農業者にも、りんご、柑橘、桃、梨、キウイ、米、野菜の、無農薬、無化学肥料での生産をしてもらっている。

どの作物も、五條市内の慈光会の販売所で直売したり、全国の会員に宅配されている。

一〇〇〇円の協力費を払えば会員になれる。

この慈光会の創設者こそ、日本の農業が「死の産業」と化していることを、昭和三〇年代前半という極めて早い時期から警告し続け、一一年前に七三歳で死去した梁瀬義亮医師だ。前記の義範さんは、義亮医師の子息だ。

自然の力生かし栽培　味覚も栄養価も高い

財団の食品販売所に置いてある、義亮医師の思いを綴った冊子から抜粋する。

「……昭和三十一年夏頃から私の地方に多発していた一見肝炎様症状の患者についてその原因を追及していた私は、昭和三十四年二月に至ってそれが農薬による亜急性、乃至慢性中毒であることを発見し、その害の深刻且広汎さに驚愕して農薬の害についての啓蒙運動に乗り出しました……」

しかし、警鐘を鳴らし始めたこの梁瀬医師がいかなる目に遭ったか。ここでの詳述は避けるが、義範さんが父から聞かされたという次の事実には触れる。

「ある時、五條市内で開かれた集会に顔を出せと父はいわれた。農業関係者の集まりのようだった。そこで父への吊るし上げが始まった。たまたまそこに父の患者がいた。危ないと感じたその人が警察に通報してくれ、ことなきを得た」

現在なら、医師としてのごく常識的な問題提起だろうが、日本の農業を発展させる「文明開化」として農薬、化学肥料が、行政、農協、一部の言論などから美化、喧伝されていた時期だった。父がその有害性に立ち向かったら、幼い息子の義範さんまで人々から嘲りを受けたという。

この梁瀬医師の農薬災害告発を有吉さんは『複合汚染』のなかで、アメリカのレイチェル・カーソンの『沈黙の春』発表（六二年）よりも早い先駆的行動として記録した。

実践が大事と考えた梁瀬医師は、実際に無農薬農業をする件の財団法人を一九七一年（昭和四六年）につくる。

ここで、慣行の農薬投入を、りんごを例に見てみる。

長野県の防除基準に基づいて県内のある農薬・農業資材販売会社が作成した「二〇〇四年度りんご病害虫防除暦」によると、りんご樹が発芽する前の三月下旬〜四月上旬から秋の収穫期にかけて各種の農薬を十数回は散布することとされている。こんな多使用は不要という長野県北のある産地のAさんも、六、七回は撒いている。日本最大のりんご産地の青森県なら二十数回、とAさんはみる。

一本の木に、見かけも気にせず五〇〇〜六〇〇個程度のりんごを生らせて満足するのなら無農薬でもやれないことはないが、外観もしっかりしたものを一五〇〇〜三〇〇〇個穫ろうとしたら、普通は農薬を欠かせない、とAさんはいう。病原菌が付いて葉が衰えたり、落葉すると、炭酸同化作用も弱まり、実ってもみすぼらしいか、結実そのものが不可能になってくる、と聞かされた。

しかし、梁瀬義範さん自身も協力者も、例外的な場合であっても、木材を乾留して得られる木酢液などを使い、化学合成の農薬はまったく用いない。泉さんのところと同じように、自然の総合力を働かせる努力を尽くす合理的な栽培なので、どの果物も慣行より味覚、栄養価は勝り、収穫量も遜色ないという。

たまたま慈光会の販売所で、それぞれは見事だが大きさのひどく不揃いのりんごが一袋で売られているのをみた。自然に育てれば、枝が異なるだけで果実の顔も違ってくる、と財団の人に説明された。自然物を、形ごとに分けて売るという不合理かつ滑稽なことをここではやっていない。

財団法人の五條市内の畑地も、梨などの生産を委託している近くの生産者のところも、地面はふかふかしていた。踵の高い靴だとめり込んでしまいそうだ。堆肥がたくさん投入されているからで、それも好気性の菌に富む良質のものだ。化学肥料任せの土がかちかちに固くなっているのと好対照だ。

山形県東置賜（ひがしおきたま）郡高畠町の小林宝治さん（八四）は、三・五ヘクタールのうちの約二ヘクタールを使い、後継者の息子夫婦とともに無農薬、無化学肥料でぶどうをつくる。ぶどうの季節は終わっているので、賞味はできなかったが、地元の人によれば、味覚、収穫量ともに見事という。

この小林さんは、農薬害とともに、化学肥料による硝酸性窒素害の重大性を説いてやまない。

「おれは、農業者として農業を見てきた。農業、農業者がどんなに悪いことをしてきたかを知っている。一番の環境破壊源は農業なのだ」

土壌を回復させ、保ち続ける農業とは

土中で窒素系の化学肥料などから硝酸性窒素ができ、それが作物を通して人体に取り込まれると、酸素欠乏を引き起こし、強い発癌性物質をつくり出す危険のあることが分かっている。

品質を問わず、手っ取り早く収量を確保することだけを考えるなら、農協などから窒素を含む化学肥料を買ってきて、多く撒いておけばいい。しかし、作物、土壌の悪化もさることながら、硝酸性窒素が体内に多く摂取されれば、前記の酸素欠乏、発癌性物質発生の危険性も高まる。

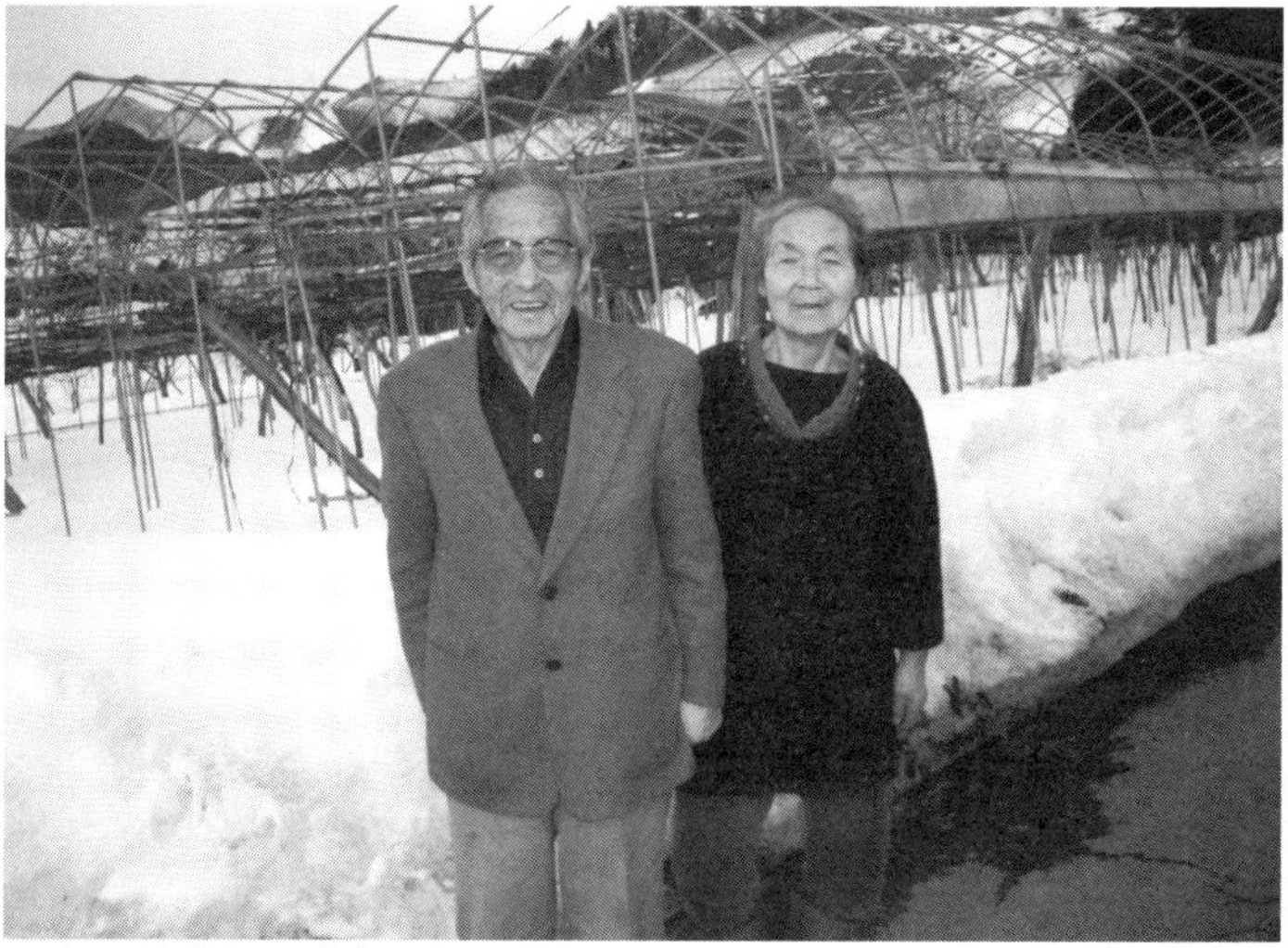

一番の環境破壊源は農業と説く小林宝治さんと妻。小林さんは土壌とは何かを、物理、化学の専門用語を繰り出しつつ説く／山形県高畠町

こんな事態が何十年も前から日本全土で起きていることを小林さんは、農業、あるいは農業者の環境犯罪、ととらえる。

与野党族議員、行政、農協の罪過はもとよりだが、農業者自身の惰性、無自覚、悪辣さも糾弾されるべきだ、と考える。農業を環境保全産業であるかのように虚飾する言論も、心底から唾棄する。

手元に、小林さんのぶどうについての財団法人日本食品分析センターの分析試験成績書がある。それによると、検出限界値は〇・三ｐｐｍだが、亜硝酸根は検出されず、硝酸根は〇・四ｐｐｍだった。問題の硝酸性窒素類はほとんど含まれていない、という結果なのだ。一般に、慣行栽培での作物の硝酸性窒素含有濃度は七〇〇〇～八〇〇〇ppmの水準とされる。

高濃度に硝酸性窒素を含む慣行栽培のぶどうを小林さんは、

「人の食べ物ではない」

と、断言する。

小林さんは、長い試行錯誤を通して、土壌の本来の内容が化学肥料の投入などでいかに損なわれているかを知った。それを回復させ、保ち続けるには何をしなければならないか。その回答を小林さんは、土壌の物理性と化学性の徹底した分析を通して自ら見つけ、機会あるごとに発表してきた。地元の高畠町でもいまやっと、小林さんの農業についての勉強会が立ち上げられようとしている。

農薬で天敵を殺さず　優れた土壌なら実る

小林さんは尋常高等小学校も満足に出ていない。本人は進学したかったが、父は、

「なまじっか勉強すると、誤りのもとになる」

と、許さなかったようだ。実は洞察力に富む、聡明な父だったのではないか。山形県の農業改良普及機関の指導通りのぶどうづくりをして大失敗した苦い経験が小林さんに

はある。

小林さんのぶどう畑には雨よけの覆いが設けられている。農薬で天敵を殺さず、優れた土壌をつくり、そして雨にさえ当てなければ、ぶどうは原則として立派に実ることを、小林さんは自らの栽培により承知している。

収穫物の安全性をいささかも損なうことがないように、時期と薬剤の種類を厳しく選ぶなら、一、二度の農薬散布は避ける必要はないと小林さんは考えるが、それも嫌う特定の出荷先には、無農薬で通している。

冒頭の中島の泉さんに戻る。泉さんは、高畠町のこの小林さんの認識と重なる発言をしている。族議員、行政、農協、一部の言論などから撒き散らされる「農業は環境、国土保全産業」式の嘘についてだ。

「大嘘でも言わないと、やっていけなくなっているのだろう。役所も農協も平気で嘘をつく」

一四歳の夏のことだ。当時の愛媛県立伊予農業学校から休みで家に帰っていた泉さんは、瀬戸内海を挟んで四十数キロ先の広島市での原子爆弾爆発を島から目撃した。ドーンという猛音があり、あの煙が空へ向かった。呉軍港方面から外洋へと向かうのか、戦艦大和が目の前の狭い海峡を抜ける姿も見た。戦後の農薬大量散布は自らやった。

原爆の投下、時代錯誤の申し子戦艦大和の存在と同様に、農業による人体、環境、国土破壊も紛れもない事実なのに、それが逆であるかのようにすら捏造される。泉さんの穏やかな物腰と、彼のつくるミカンは、こうした歪曲を静かにいさめているようだった。

あとがき

昭和五〇年（一九七五年）前後のある日、作家の故有吉佐和子さんと会った。有吉さんから面会を求められたからだ。有吉さんはそのころ、農薬による環境破壊、人体被害を告発した「複合汚染」を朝日新聞に連載中で、その問題提起はかなりの反響を呼んでいた。ほぼ同じ時期に私は朝日新聞社で農政関係の取材を担当していたので、有吉さんは私から農薬問題に関する諸情報を得ようとしたようだった。

しかし、私はほとんど何も役に立たなかった。もちろん、当時から農薬問題についても私は重大関心を持っていたが、米価とか農産物貿易摩擦といった類の話がどうしても日常の取材対象となってしまっていて、有吉さんの執筆の役に立つような素材の提供はできなかった。有吉さんに無駄足を踏ませ、三〇年経った今でも、その時の申し訳ない気持ちが消えずにいる。

その後しばらくしてから私は、有吉さんのはるか後ろから有吉さんの足跡を追うようになった。そして、国外での研究も十分には進んでいなかったから、有吉さんもまだ漠然としかつかんではいなかったに違いない有機燐の問題を正面から見つめている。遅すぎたかもしれないが、そこには、あの時の無力を詫びる気持ちもこもっている。

この本の基礎になった取材では、患者、医師、研究者、農業者、農薬メーカー、行政関係者、そして安全食品の流通を企業化した「大地」「夢市場」「らでぃっしゅぼーや」の各株式会社の方々などから、取材での協力、助言を随分いただいた。立場、事情がおありの人々も含まれているので、これらの方々のお名前をここに明記することは控えるが、深く感謝申し上げる。

著者

二〇〇六年三月初旬

著者紹介――長谷川煕（はせがわ　ひろし）

一九六一年から一九九三年まで朝日新聞社の記者として活動した。一九八八年までは新聞の部門で、八八年から九三年までは八八年創刊の週刊雑誌「アエラ」で。定年後も「アエラ」にフリーの立場で執筆している。

近代文明、近現代史について深い関心をもち取材をつづける。ベルリンの壁崩壊の前後には取材で東西両ドイツ、中東欧、ソ連に繰り返し足を運び、後に、北朝鮮に接する中国の延辺朝鮮族自治州でも取材。

公害、薬害、農薬問題については、他人事ではないという気持と、近代文明史への疑問から関心を持ち取材を続けている。単独の著書に『コメ国家黒書』（朝日新聞社）がある。

新幹線に乗れない——農薬被曝列島

二〇〇六年四月一〇日初版発行

著者——長谷川熙

発行者——土井二郎

発行所——築地書館株式会社
東京都中央区築地七-四-四-二〇一　〒一〇四-〇〇四五
電話〇三-三五四二-三七三一　FAX〇三-三五四一-五七九九
振替〇〇一一〇-五-一九〇五七
ホームページ=http://www.tsukiji-shokan.co.jp/

印刷・製本——明和印刷株式会社

装丁——今東淳雄（maro design）

本文は大豆インキを使用しています。

 ISBN 4-8057-1329-5 C0036

くわしい内容はホームページで。URL=http://www.tsukiji-shokan.co.jp/

●築地書館の本

総合図書目録進呈。ご請求は左記宛先まで。
〒一〇四―〇〇四五　東京都中央区築地七―四―四―二〇一　築地書館営業部
《価格（税別）・刷数は、二〇〇六年四月現在のものです。》

200万都市が有機野菜で自給できるわけ

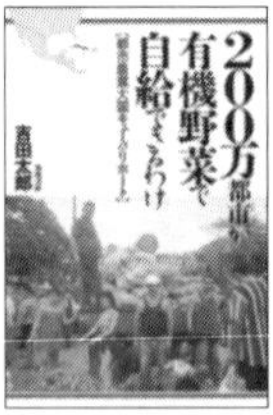

都市農業大国キューバ・リポート

吉田太郎［著］　6刷　二八〇〇円＋税

有機農業、自転車、太陽電池、自然医療…エコロジストが夢見たユートピアが現実に。ソ連圏の崩壊と米国の経済封鎖で、食糧、石油、医薬品が途絶する中で彼らが選択したのは環境と調和した社会への変身だった。

「百姓仕事」が自然をつくる

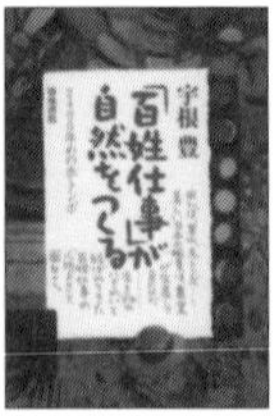

2400年めの赤トンボ

宇根豊［著］　3刷　一六〇〇円＋税

田んぼ、里山、赤トンボ……美しい日本の風景は農業が生産してきたのだ。生き物のにぎわいと結ばれてきた百姓仕事の心地よさと面白さを語りつくす、ニッポン農業再生宣言。

無農薬で庭づくり

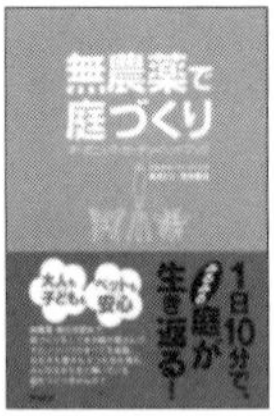

オーガニック・ガーデン・ハンドブック

ひきちガーデンサービス［著］　3刷　一八〇〇円＋税

無農薬・無化学肥料で庭づくりをしてきた植木屋さんが、そのノウハウのすべてを披露。大人も子どももペットも安心、誰にでも使いやすくて楽しめる、花も木も愛犬もネコも虫も鳥も、みんな生き生きと輝いている庭をつくりませんか？

農で起業する！

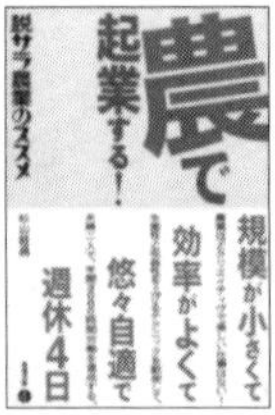

脱サラ農業のススメ

杉山経昌［著］　12刷　一八〇〇円＋税

規模が小さくて、効率がよくて、悠々自適で週休4日。農業ほどクリエイティヴで楽しい仕事はない！　生産性と収益性を上げるテクニックを駆使して、夫婦二人で年間3000時間労働を達成。外資系サラリーマンから転じた専業農家が書いた本。